Regler/Regler/Braunewell
Nahrungsmittel-
Unverträglichkeiten
bei Kindern

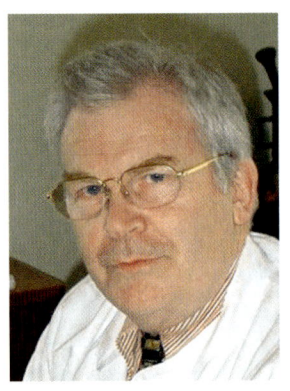

Dr. Bernd Regler ist Facharzt für Innere Medizin. Wiss. Assistent der Univ. Klinik Hamburg-Eppendorf. Leitender Abteilungsarzt und Chefarzt von Rehabilitationskliniken. Schwerpunkte Gastroenterologie, Adipositas, Stoffwechselstörungen, Fettstoffwechsel, Arteriosklerose. Ca. 25 Jahren führte er eine fachinternistische Praxis in Bad Nauheim mit dem Schwerpunkt Magen-Darm-Erkrankungen und Verdauungsstörungen. Viele Jahre Dozent für Pathophysiologie an der Carl-Oelemann-Schule der Landesärztekammer Hessen. Zusammen mit seiner Frau Cornelia Regler gründete er Heal-Links, Institut für Verdauungsstörungen. Der Schwerpunkt der Untersuchungen liegt auf Laktose-, Fruktose-, Sorbit-Unverträglichkeit und Bakterielle Überbesiedlung. Entwicklung eines eigenen speziellen Schulungsprogramms für Patienten mit Malabsorptions-Syndromen und für Angehörige von Heilberufen. Öffentlichkeitsarbeit in Zeitschriften und im Rundfunk. Seit 2008 befindet sich das Institut in Marquartstein.

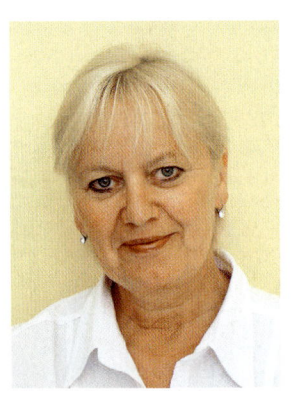

Cornelia Regler siedelte als Kind mit ihrer Familie von Thüringen nach Irland über und studierte Hotelmanagement in Shannon, Lausanne und Southampton. 10 Jahre lang betrieb sie ein eigenes Restaurant mit Auszeichnung in Michelin Guide und Egon Ronay. Seitdem sie 1999 nach Deutschland zurückkehrte, führt sie die Patientenuntersuchungen mit dem H2-Atemtest im Institut Heal-Links durch. Außerdem leitete Frau Regler die Patienten-Kurse „Kochen bei Übergewicht" und „Kochen bei Malabsorptionssyndrom". Sie schult Arzthelferinnen zur praxisgerechten Durchführung der Atemtests. Sie ist ärztlich zertifizierte „Beraterin bei Lebensmittelallergien und Malabsorption", und „Ernährungsberaterin für Kinder" (Gesundheitsakademie Oberursel).

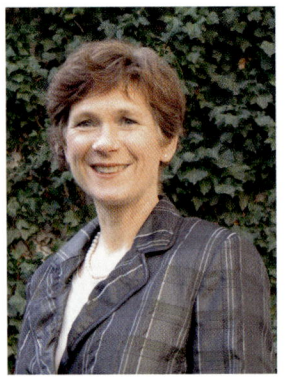

Dr. Heidi Braunewell ist Diplom-Biologin und leitete nach der Promotion ein mehrjähriges Forschungsprojekt zur Qualität ökonomisch wichtiger Arzneipflanzen in der Türkei. Seit 1994 ist sie Seminarleiterin an der Stiftung Reformhaus Fachakademie/Akademie Gesundes Leben in Oberursel im Taunus. Dort leitet sie unter anderem die Ausbildung „Ernährungsberater/in für Kinder". Ein besonderes Anliegen ist ihr, moderne wissenschaftliche Erkenntnisse anschaulich und praxisnah zu vermitteln. „Mein Ziel ist, Menschen alltagstaugliche Lösungen für ihre Anliegen zu zeigen". Neben der Seminartätigkeit ist Dr. Heidi Braunewell mit Vorträgen und Workshops, Fernseh-, Radio- und Presse-Interviews unterwegs und ist Autorin zahlreicher Zeitschriftenartikel, mehrerer Ratgeber und Buchbeiträge. Sie übersetzte wissenschaftliche und literarische Texte aus dem Italienischen. Sie ist Mutter von 3 Kindern und lebt mit ihrer Familie in der Wetterau.

Dr. med. Bernd Regler
Cornelia Regler
Dr. Heidi Braunewell

Nahrungsmittel-Unverträglichkeiten
bei Kindern

- Versteckte Krankmacher erkennen
- 67 Rezepte, die Kinder lieben

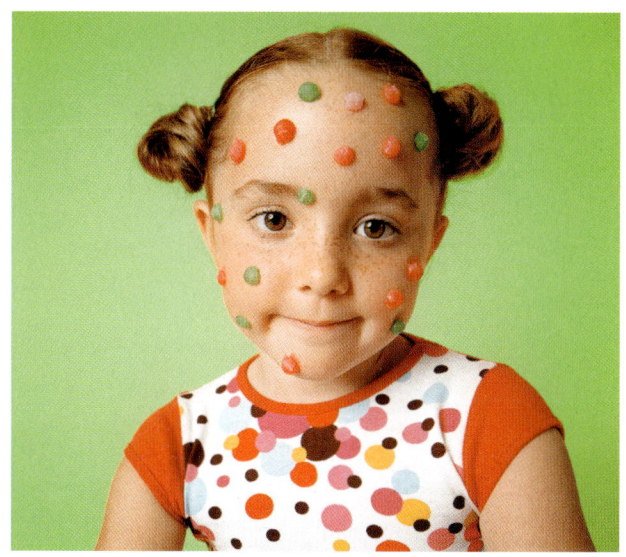

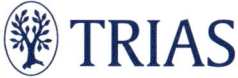

Inhalt

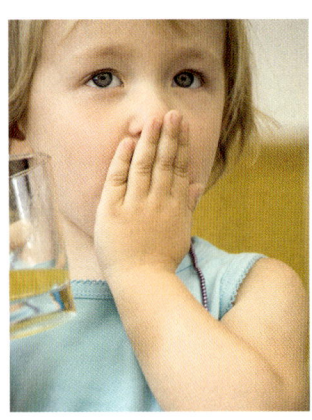

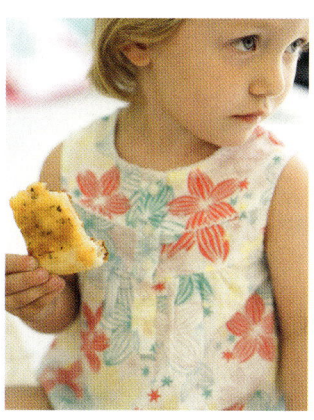

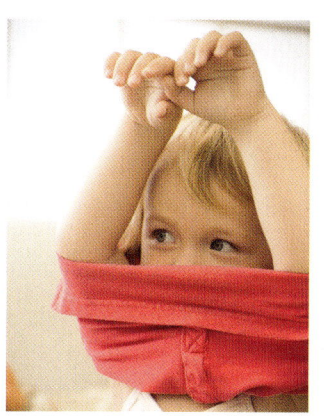

Inhalt

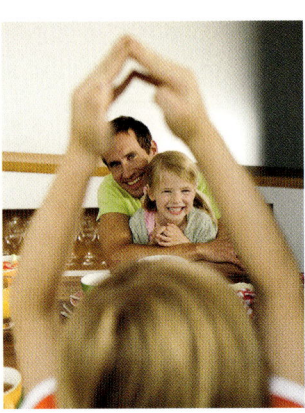

SPECIALS

Der genüssliche Weg zur Gesundheit

Cola macht Pickel - jedenfalls war das bei Andy so, und als er etwas anderes trank, wurde sein Gesicht gleich glatter.

Dr. Regler kennt solche Fälle aus seiner Praxis, auch den »Fast-Food-Bauch« und die Schulprobleme durch »Kinder-Fütterungs-Fehler«.

Müdigkeit, Migräne, ja sogar Stimmungseintrübung bis hin zur Depression – viele der heute alltäglichen Befindlichkeitsstörungen und Krankheiten haben nach seiner Erfahrung mit der Nahrung zu tun.

Gemeinhin interessieren sich Ärzte mehr für Pillen als für Pommes und Pizza. Dr. Reglers Diagnosen zielen auf die versteckten Krankmacher aus dem Supermarkt: Zusatzstoffe und Zucker, die heimtückischen Designerchemikalien und die vielen Geschmacksverstärker, die unseren Körper aus dem Gleichgewicht bringen.

Betroffen sind vor allem Kinder, weil sie besonders viele Industrieprodukte verzehren – oft schon in den ersten Monaten ihres Lebens. Aber auch Jugendliche unter dem Einfluss der Snacks-und-Süßigkeits-Konzerne. Und die Erwachsenen, die schnell ein Plastikmahl in die Mikrowelle schieben.

Weil die Menschen verschieden sind, ihre Vorlieben auch, und die Folgen ebenfalls, laden Dr. Regler und Co-Autorin Dr. Heidi Braunewell die Leser zu Tests ein: Welcher Ess-Typ sind Sie?

Und schließlich liefert Cornelia Regler auch eine Fülle von Rezepten für die »artgerechte Ernährung«: Pfannkuchen, Hühnersuppe, Fischküchlein, Schokosorbet.

Eine höchst appetitliche Therapie, ein genüsslicher Weg zu Gesundheit und Wohlbefinden.

Dr. Hans-Ulrich Grimm,
Autor des Bestsellers »Die Ernährungslüge«, Betreiber des Webportals www.food-detektiv.de, das über Inhaltstoffe zu industriell gefertigten Lebensmitteln informiert.

Liebe Eltern,

Viele Erwachsene und eben auch immer mehr Kinder haben ihre Last mit Beschwerden der Verdauungsorgane. Vielleicht waren Sie auch schon beim Arzt? Doch die Zahl derer, denen die Beschwerden unerkannt und unbehandelt dauerhaft das Leben beeinträchtigen, ist immens. Wir durften das in unserer Praxis an den vielen kleinen und großen Patienten erfahren, die zur Untersuchung der Dünndarmleistung mit dem Wasserstoff-Atemtest zu uns kamen und bei denen wir eine Kohlenhydrat-Unverträglichkeit feststellten.

Der Weg zu diesem Buch ergab sich Step by Step: Aus unserem 1. Laktosetest wurde der Test mit Laktose, Fruktose, Sorbit und die Untersuchung auf bakterielle Überbesiedlung. Aus einer Broschüre wurde ein Kurs, der vielen Eltern und Kindern die Augen öffnete, denn zunehmend erklärten sich deren meist chronischen Verdauungsbeschwerden. Und was sehr interessant war: Unseren Patienten öffneten sich Türen zum Verständnis weiterer Symptome, die mit einer Kohlenhydrat-Unverträglichkeit einhergehen – Kopfschmerzen, Unruhe, ja sogar Aufmerksamkeits-Defizit-Syndrom. Unsere Erfahrungen aus der täglichen Praxis führten unweigerlich zu diesem Buch. Dr. Heidi Braunewells große Erfahrung als Dozentin zum Thema ist die ideale Ergänzung.

Es soll Ihnen Verständnis und Hilfe aus eigener Kraft bringen und Ernährungsfehler durch gesellschaftliche Trends aufdecken. Wir sind zuversichtlich, dass es gelingt.

Dank sei gesagt Friedrich Grawert für seine Freundschaft, Frau Duelli und Frau Fleischhauer vom Verlag, Dipl. Ökotrophologen Ulrich Kahlert für Support beim Start, dem Verlag und last but not least Dr. Hans-Ulrich Grimm. Wir wissen seine Bereitschaft, dieses Buch mit einem Vorwort zu ergänzen außerordentlich zu schätzen.

Bernd Regler, Marquartstein

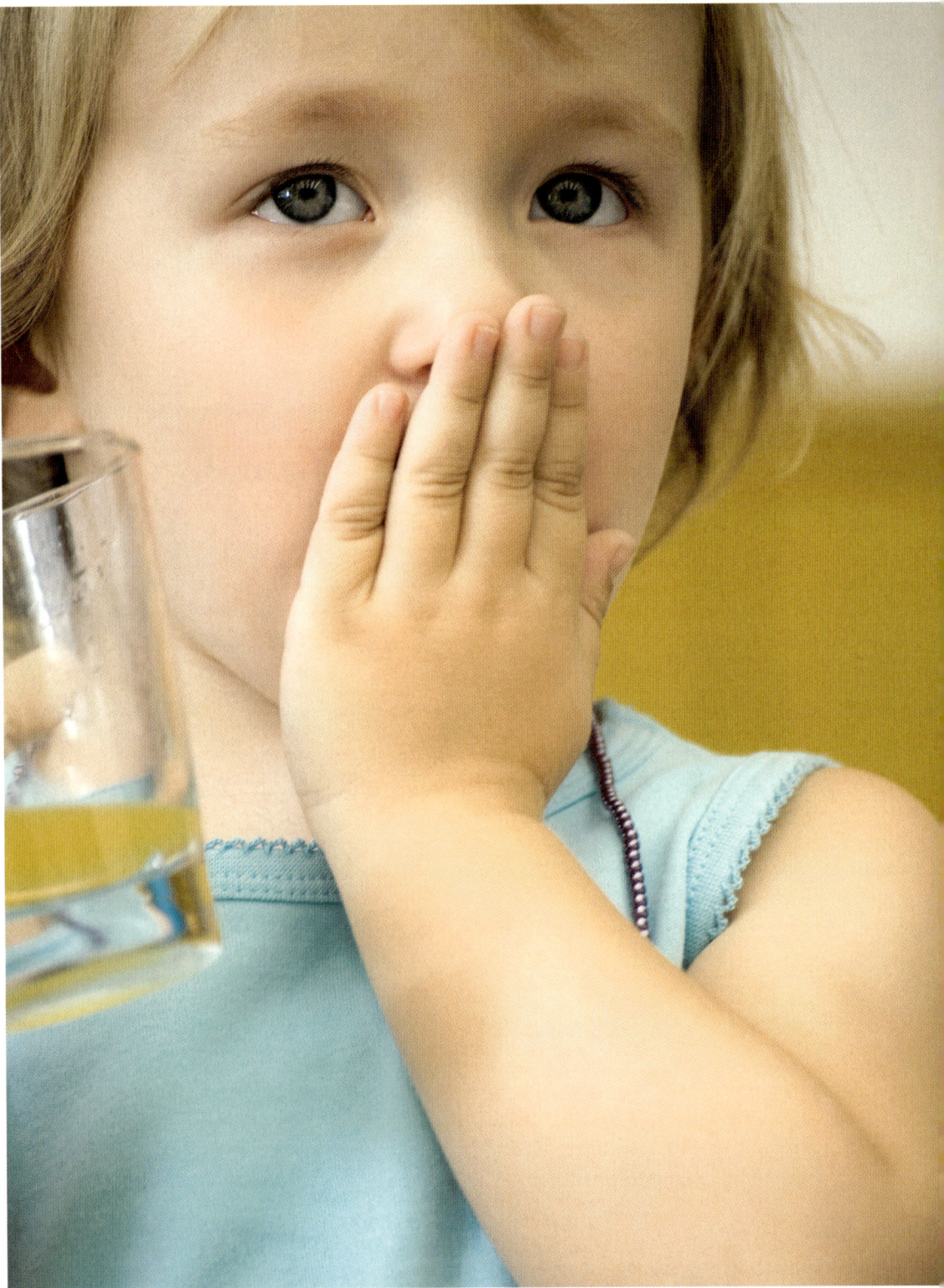

Wie Nahrungsmittel-Unverträglichkeiten unseren Kindern schaden

Haben Sie heute schon genascht? Täglich wird uns in der Werbung vorgeführt, wie stark Süßigkeiten zu unserem Leben gehören: zu jeder Tageszeit. Ganz besonders im Visier sind Kinder und Jugendliche – mit großem Erfolg.

Unverträglichkeit schadet Kindern

Was Nahrungsmittel-Unverträglichkeiten zu tun haben mit ...

Verdauungsstörungen: So viele Menschen haben ihre Last mit Beschwerden der Verdauungsorgane. Wenn auch viele ihre Behandlung bei ihrem Arzt suchen, so ist doch die Zahl der Betroffenen, die ihre Beschwerden nicht annehmen oder nicht zur Behandlung gehen, viel größer zu vermuten. Das liegt gewiss zum Teil daran, dass es sich hier um Beschwerden handelt, die alltäglichen Missempfindungen zugeordnet werden, z.B. die Neigung zu durchfälligen Stühlen etc. Aber auch Beschwerden, derer man sich schämt und daher unterdrückt und nicht öffentlich macht, wie der Zwang aufzustoßen oder die Winde, die in der Öffentlichkeit so peinlich sind.

Geht man zum Arzt, wird in der Regel untersucht, ob Magen, Dickdarm, innere Organe wie Gallenblase, Bauchspeicheldrüse etc. in Ordnung sind, sowohl mit den Mitteln der Labormedizin als auch mit modernen Untersuchungsverfahren wie Endoskopie oder Ultraschall. Meist mit nicht befriedigenden Ergebnissen. Die Behandlung ist ungerichtet – und oft teuer, weil Patienten zunehmend ihre Kosten selbst tragen müssen. Auch beim Heilpraktiker oder in Apotheken werden viele Ratschläge gegeben, hier ebenfalls in der Vielzahl der Fälle ohne den eigentlich nötigen Erfolg, nämlich der Beseitigung der Beschwerden. Nicht selten werden diese dann als seelisch bedingt eingeordnet.

Der Schlüssel zu vielen Beschwerden ist die Erkenntnis, dass unsere Verdauung ihr Zentrum im Dünndarm hat, der in der Regel nicht beachtet wird. Hier finden alle lebenswichtigen Verdauungsvorgänge statt. Alle benachbarten Organe wie Magen, Gallenblase, Bauchspeicheldrüse, Dickdarm sind nur vor- oder nachbereitende Organe oder dienen zur Unterstützung bestimmter Vorgänge. Das ist ein Teil einer Erklärung. Ein anderer ist, dass bestimmte Substanzen in unserer heutigen Ernährung nicht hinreichend Berücksichtigung finden, wenn es darum geht, die Beschwerden richtig einzuordnen. Gemeint sind die schnell verfügbaren Zucker, die zunehmend unser Verdauungssystem belasten, sodass allein durch sie schon Schaden entsteht.

»Aua, mein Bauch tut weh!«

Der Gluci – unsere Leitfigur – zeigt alles, was unser Thema ist: Er zeigt, welche Beschwerden durch die Ernährung über die Schiene der Verdauungsstörungen hervorgerufen werden können. Dazu gehört nicht allein der dick geblähte Bauch. Zu unserer eigenen Überraschung traten bei der Patientenbeobachtung während der Tests Dinge auf, die nicht im Bauch gelegen waren, wie beispielsweise Schwindel, Müdigkeit, Zappeligkeit, Kopfschmerzen – oder auch Mundgeruch. Der Gluci ist da, um uns all dieses auf einen Blick zu zeigen: Der Bauch und der Kopf gehören zusammen.

»Aua, mein Bauch tut weh!«: Urplötzlich, aus dem Spielen heraus, beim Spazierengehen, bei eigentlich gar nichts, krümmt sich mein kleiner Sohn zusammen: »Der Bauch, der Bauch tut weh, ganz schrecklich weh!« Der Vater, Arzt eben, schaut sich den Bauch an – eigentlich nichts, da sind nur die Schmerzen. Und auf einmal sind sie auch wieder weg. Man gewöhnt sich dran. Bei vielen anderen Kindern, wenn es in der Schule passiert, denkt man vielleicht, dass der Lehrer schuld ist. Und der Schulpsychologe muss sich etwas einfallen lassen. Ist denn überhaupt zu Hause alles in Ordnung? Passt die Ehe der Eltern? Und wenn wirklich ein möglicherweise stichhaltiger Grund auftaucht, ist die

Lösung, der Strohhalm, an den sich alle klammern, schnell gefunden. Vielleicht machen wir auch Psychotherapie. Doch ist es das wirklich?

Natürlich ist nicht alles der Bauch, wie auch nicht alles der Lehrer, der Psychologe oder die Eltern sind. Aber eines haben uns die Kinder gezeigt: Nämlich wie oft sie Recht hatten mit ihren Schmerzen und wie oft und fast in aller Regel ich im Atemtest eine Störung der Zuckeraufnahme feststellen konnte (S. 33). Damit werden auch Appetitlosigkeit oder die Ablehnung von bestimmten Nahrungsmitteln auf einmal griffig: Das Kind, das mäkelt, hat oft einfach

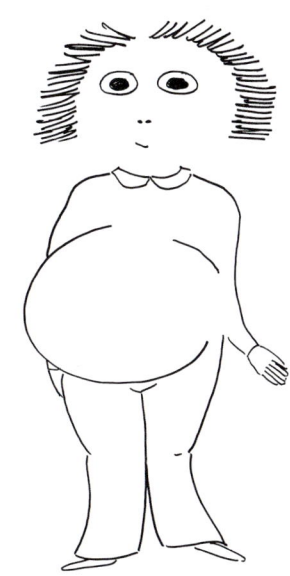

Unverträglichkeit schadet Kindern

Recht, und die Erwachsenen verlangen so oft in diesen Fällen Disziplin. Sie versuchen zu erziehen – und liegen damit häufig nachweislich falsch:

Hören Sie auf Ihr Kind, schauen Sie nach: Ist das Futter richtig?

Blähungen, Völlegefühl, Druck im Bauch

Blähungen sind nicht peinlich, sie sind ein Zeichen. Vermeiden lassen sich die häufig so unangenehmen Luftabgänge aus dem Darm nicht immer erfolgreich. Warum auch? Man macht sich Gedanken darum, das Malheur zu vermeiden, doch viel notwendiger ist es zu überlegen, wie die Luft, die raus will, hineinkommt in den Darm. Das ist sogar recht einfach: Gas entsteht in unserem Darm durch Verdauung.

Für die Verdauung brauchen wir zum Teil Bakterien, eine ganze Armee von kleinen Hilfskräften, die uns dabei helfen, unsere Nahrung wirklich so weit auszunutzen, wie es eben geht. Bei manchen Speisen wissen wir es ja schon: Erbsen blähen, Bohnen und Linsen auch, Kohl natürlich, von den Schwarzwurzeln ganz zu schweigen. Da sind Bestandteile darinnen, die zu den Zucker-Bausteinen gehören, den Kohlenhydraten. Bei diesen Gemüsesorten weiß man: Lässt man sie fort, gehen die Winde weg. So ist es aber auch bei vielen Kindern und Erwachsenen, die Zucker nicht richtig verwerten – das geschieht normalerweise oben im Darm, wo es ohne Bakterien geht. Wenn diese Zucker aber in den

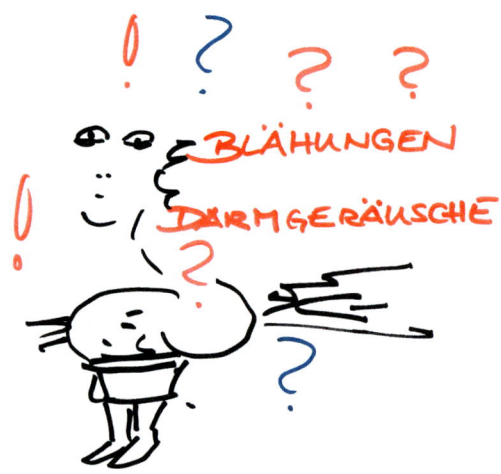

unteren Darmbereich gelangen, dort wo die Bakterien leben (die Ausputzer der Verdauung gewissermaßen), entsteht Gas. Es entsteht, wenn die Bakterien den Zucker verarbeiten. Dann füllt sich der Bauch mit Gas. Er bläht sich nach vorne, er drückt aber auch nach oben und macht Völle und Luftnot.

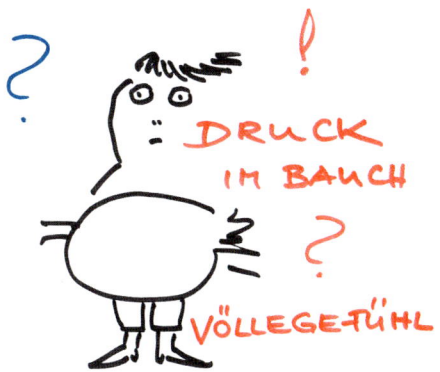

Chronischer Durchfall

Durchfall – ja das ist, wenn man akute Bauchverstimmung hat (ich sage nicht Magenverstimmung, weil der damit gar nichts zu tun hat). Aber nicht nur das ist Durchfall. Er kann auch chronisch sein. Immer wieder weicher Stuhl, eventuell mehrmals täglich, ist nicht normal. Fragt man nach, haben das sogar sehr viele – und reden aber nicht drüber. In Ordnung ist das aber nicht, denn das bedeutet für den Körper nicht nur Flüssigkeitsverlust, sondern auch wichtige Mineralstoffe gehen verloren. Und ganz schlimm ist es natürlich, wenn Kinder ganz plötzlich auf die Toilette gehen müssen. Das kann in der Schule peinlich sein (und keiner glaubt es, wenn das

Kind Pech hat). Aber ganz schlimm wird es, wenn sich manche Menschen gar nicht mehr nach draußen trauen, oder nur noch Wege gehen, wo eine Toilette in der sicheren Nähe ist. Dann kann etwas passieren, was wir soziale Vereinsamung nennen.

Alles Schicksal? Nein. Wenn eine Darmentzündung (seltener, aber sehr unangenehm) oder eine Allergie (auch selten, aber auch unangenehm) oder einige andere mögliche Erkrankungen ausgeschlossen sind, ist es so wie mit den Blähungen: Zu viel Zucker im Darm, der nicht einmal von den Bakterien verdaut wurde, bleibt im Darm, bindet

Unverträglichkeit schadet Kindern

viel Wasser, das dann nicht vom Körper aufgenommen werden kann. Und schon haben wir den mehr oder weniger flüssigen Brei im Darm, den wir loswerden müssen, den Durchfall eben.

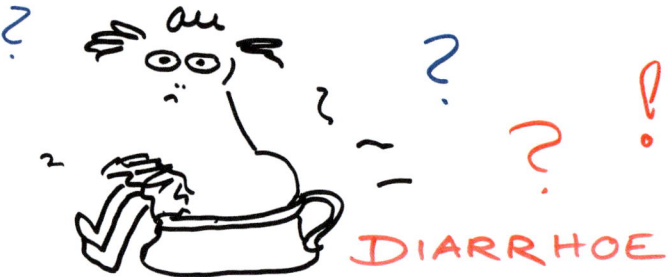

Sodbrennen

Nehmen wir unsere Faust und drücken mit ihr von unten auf einen wassergefüllten Beutel. Was passiert? Natürlich: Das Wasser kommt oben heraus. Unseren Magen kann man sich als einen solchen Sack vorstellen, der nach oben offen ist, zur Speiseröhre hin, also dorthin, wo das Essen in den Magen kommt. Da ist zwar auch eine Abdichtung, aber die ist nicht so stark, dass sie nicht undicht werden könnte, wenn Druck von unten kommt. Dieser Druck, den kennen wir, der kommt von unten durch das Gas im Bauch, das von den Bakterien stammt. Weil sich aber im Magen, auch wenn nichts an Essen darinnen ist, Magensaft mit Salzsäure befindet, kann der Mageninhalt wieder in Richtung Speiseröhre gedrückt werden. Der Magen läuft über. Und jetzt kommt es: Während die Magenschleimhaut die Salzsäure aushalten kann, kann das eben die Speiseröhre nicht. Sie wird angefressen (verätzt), es entsteht Sodbrennen. Auch das kann chronisch werden, die Speiseröhre entzündet sich. Das ist nicht nur unangenehm, das kann auch gefährlich werden. Klar ist natürlich schon lange, dass Tabletten gegen Sodbrennen nicht endgültig nützen, denn der Druck muss weg! Und weil wir wissen, dass das von unseren Bakterien und dem Zucker kommt, wissen wir auch die eigentliche Behandlung: Zucker kontrollieren.

Ach ja, ganz nebenbei: Besonders bei etwas dickeren Vätern und auch Müttern kann Sodbrennen davon kommen, dass sie in der Nacht beim Schnarchen die Luft anhalten. Wenn dann der Körper im Schlaf um Luft ringt, kann ebenfalls Salzsäure hochsteigen und brennen. Das muss man dem Hausarzt erzählen: Er entscheidet, ob eine spezielle Schlafuntersuchung nötig ist.

Mundgeruch

Wer hätte das gedacht? Da fahndet man jahrelang mit Zahnärzten, HNO-Ärzten, mithilfe von Stoffwechseluntersuchungen oder gar Gastroskopie nach den Ursachen des Mundgeruches – und dann stellt man bei dem Atemtest (S. 61), besonders wiederum bei Sorbit, fest, dass man das positive Ergebnis quasi riechen kann.

Der Mund ist für unseren Körper so etwas wie ein Auspuff beim Auto: Gasförmige Abfallprodukte unseres Stoffwechsels werden über die Atemluft aus- und abgeatmet. Sie wissen vielleicht, dass wir CO_2 (Kohlendioxyd) aus- und O_2 (Sauerstoff) einatmen. CO_2 entsteht bei der Energiegewinnung in unserem Körper wie beim Auto auch, und muss immer fortgeschafft werden.

Bei der Verdauung von nicht aufgenommenem Zucker durch unsere Bakterien im Darm entstehen sogenannte niedermolekulare Fettsäuren. Diese können durch die Darmschleimhaut wieder in den Körper gelangen und machen dort Ärger. Manche dadurch, dass sie schlichtweg stinken. Diese »Stinkefettsäuren« gelangen ins Blut, damit in die Lungen und dann in die Atemluft – und stinken dort weiter nach außen. Da haben wir die Erklärung. Was tun? Den Zucker erkennen, fortlassen, und der Fall ist erledigt. Dies wissen inzwischen auch die vielen Zahnärzte, die uns ihre Patienten schicken.

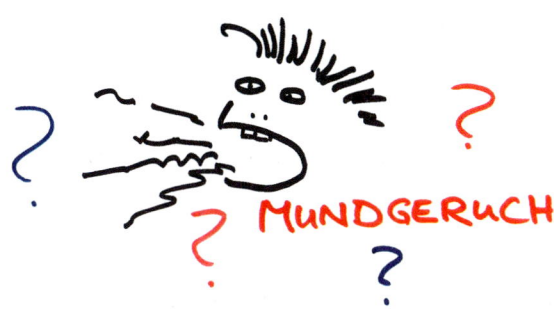

Unverträglichkeit schadet Kindern

Unreine Haut

Andy lebt in Dublin, er ist ein junger Mann von 23 Jahren, studiert dort, treibt viel Sport – und leidet unter seinen dicken Pickeln im Gesicht, wegen derer er seit Jahren behandelt wird. So gut wie ohne Erfolg, denn sonst hätte er sie ja nicht mehr gehabt, als wir ihn in unserer Praxis in Dublin kennen lernten. Der Atemtest war positiv auf mehrere Zucker. Er liebt Cola, Pommes, Majo und Ketchup. Das war nach unserer Meinung und seinen Ergebnissen nicht gut. Er wollte sich ändern. Als Corry und ich ihn nach 3 Monaten wiedersahen, waren die Pickel erstmalig seit Jahren weg, komplett verschwunden. Später haben wir diese Beobachtung noch oft gemacht. Insgesamt sogar kann man sagen, dass bei den meisten Patienten nach einigen Monaten geänderter Ernährung die Haut straffer und gesunder wirkt.

Auch das ist zu erklären: Der Dünndarm beherbergt 80 % unserer Immunzellen, die durch die Ernährung mehr oder weniger gefordert (Normalfall) oder gestresst (bei übermäßiger Belastung durch die Ernährung) werden. Stellen wir uns um, entlasten wir dieses System. Möglicherweise spielen auch noch andere Faktoren wie z. B. gestörte Vitaminaufnahme eine Rolle. Wie auch immer, unsere Haut dankt es.

Kopfschmerzen und Migräne

Ganz viele, die wegen der Beschwerden im Bauch zu uns in die Praxis kommen, haben auch eine Neigung zu wiederkehrenden Kopfschmerzen, ja, auch gehäuft Migräne. Das ist spannend und eine große Überraschung: Während der Unter-

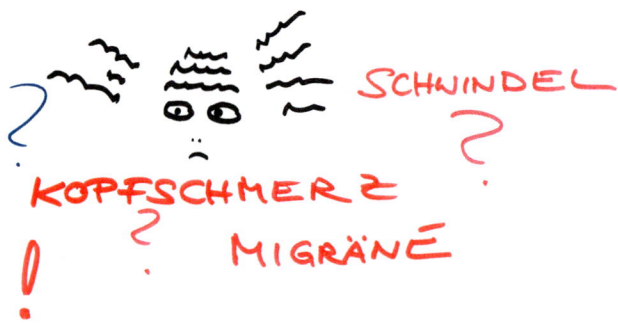

suchungen stellte sich besonders unter Fruchtzucker und noch häufiger unter Sorbit bei den Patienten Kopfschmerz ein. Das konnte kein Zufall sein: »Steckte mehr dahinter?«, begannen wir zu fragen.

Es ist also in der Tat so, dass eine Aufnahmestörung bestimmter Zucker offensichtlich Kopfschmerzen machen kann. Somit haben wir dann auch die Patienten wieder einbestellt und nachgefragt: Es ging den meisten deutlich besser, nachdem sie den Verzehr von Süßigkeiten eingeschränkt und umgestellt hatten. Offensichtlich ist es in der Tat so, dass ein Kopfschmerz- und Migränepatient auf jeden Fall überprüfen lassen sollte, wie es bei ihm mit den Zuckergewohnheiten steht.

Chronische Müdigkeit

Viele Kinder und auch Erwachsene spüren häufig nach der Gabe von Fruchtzucker, mehr und häufiger noch bei Sorbit, eine geradezu bleierne Müdigkeit. Und die Müdigkeit oder Konzentrationsunfähigkeit hält über Stunden an.

Wenn wir Kinder testen, gibt es gar keine Zweifel: Viele schlafen ganz einfach ein, einfach so, manchmal ganz tief, man kriegt sie nur mit Mühe wach. Oder sie werden träge und maulig. Das passierte so oft, dass es gar keine Zweifel geben kann: Der Grund liegt nicht in der Menge; da sind offensichtlich Stoffe entstanden, die wie ein Schlafmittel wirken. Kinder zeigen das ganz deutlich. Bei Erwachsenen gibt es das auch, aber die verbergen es sehr häufig, bis man danach fragt, es während des Tests sieht – oder weil es wirklich nicht mehr zu verbergen ist. CFS – das chronische Müdigkeitssyndrom hat bis heute noch keine schlüssige Ursachenklärung. Die Versuche der Erklärung und Abhilfe sind umfangreich, aber häufig keines-

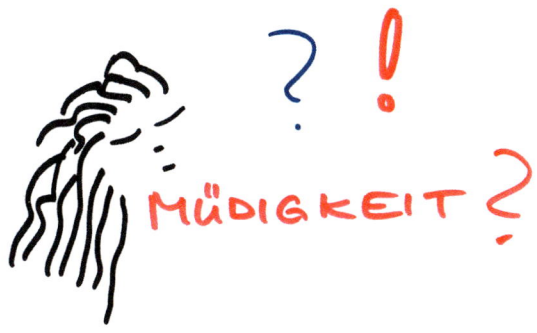

Unverträglichkeit schadet Kindern

wegs befriedigend. Wir werden später noch über Zuckerabbauprodukte reden, die bei bakterieller Vergärung im Darm entstehen und wieder vom Körper aufgenommen werden.

Konzentrations- und Schulprobleme

Nehmen wir den kleinen Moritz, nehmen wir die kleine Katja. Beide sind bei der Vorbereitung auf die Schule: Katja sitzt am Frühstückstisch, eine Schüssel Honig-Cerealien vor sich und einen Müsliriegel für die Pause. Dazu gibt's ACE-Saft. Moritz hat's eilig: Sein Frühstück (er kann ja morgens noch nichts essen) besteht aus einem Brötchen, belegt mit einem Mohrenkopf und hinterher gibt's Kaugummi, zuckerfrei natürlich. Zu trinken? Vielleicht Apfelsaft, vielleicht eine Limo für die Pause.

Was keiner realisiert: die nicht unerhebliche Menge an Fruchtzucker, Sorbit und anderen verwandten Süßmitteln. Um 10 Uhr sind beide Kinder platt: unaufmerksam, träge, uninteressiert. Vielleicht haben sie auch noch Bauchschmerzen und müssen nach Hause geschickt werden. Man denkt, es ist der Lehrer, die Kinder sind überfordert. Der Lehrplan muss geändert werden. Wir behaupten, dass auch solche Probleme mit der Schulleistung, auch die zunehmende Unaufmerksamkeit und die Konzentrationsstörungen, die immer wieder berichtet werden, häufig schlicht und ergreifend ein »Kinder-Fütterungs-Fehler« sind, weil man noch nicht genügend wahrgenommen hat, wie einflussreich auch die

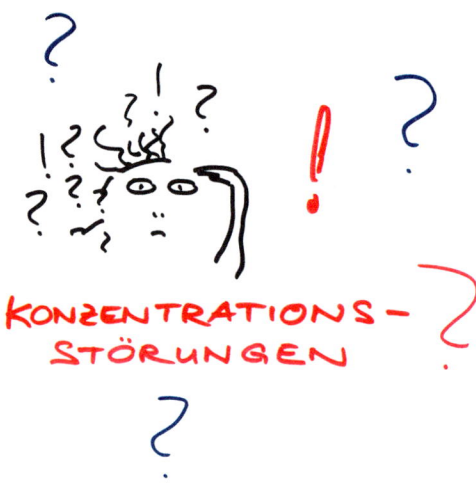

Ernährung auf die Leistungsfähigkeit des Gehirnes ist.

Geben wir beiden doch einmal ein normales konventionelles Frühstück und beobachten. Wir sind sicher, es bringt viel. Apropos: Die Schulkioske verkaufen immer noch Süßigkeiten. In England hat man etwas geändert – in Deutschland bislang noch nicht.

Zappelphilipp

Wenn man sich die Klassen oder Kindergartengruppen anschaut und dort nicht nur ein Kind, sondern gleich mehrere betroffen sind, die nicht das Reden aufhören, nicht auf ihrem Platz sitzen bleiben können, die den Nachbarn ablenken, die den Lehrer zur Verzweiflung bringen, dann ist dies mit großer Wahrscheinlichkeit auch auf die Veränderungen der Ernährungsgewohnheiten unserer Kinder zurückzuführen.

Die Werbung im Fernsehen bewirbt Süßigkeiten, als ob diese das Wichtigste in der Welt wären – und ist teilweise so raffiniert aufgebaut, dass Kinder den Eindruck haben müssen, dass ihre Eltern Rabeneltern sind, wenn sie nicht regelmäßig Süßigkeiten zur Verfügung stellen.

Eltern, habt öfter den Mut »Nein« zu sagen. Ihr seid dann für und nicht gegen Eure Kinder. Auch andere haben berichtet, dass Cola trinkende Jugendliche zur Aggressivität neigen (Oslo Studie, 2006), dabei wurden alle weiteren heute so aktuellen Süßwaren und Genussmittel gar nicht berücksichtigt.

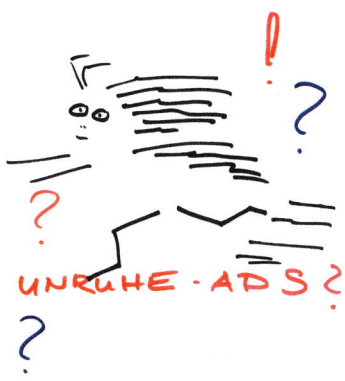

Unverträglichkeit schadet Kindern

ADHS

Wer ADHS hat, ist gezeichnet: Die betroffenen Kinder, die Eltern auch, ja, so etwas kann eine ganze Familie sprengen. ADHS bedeutet Aufmerksamkeits-Defizit-Hyperaktivitäts-Syndrom. Dabei wird Hyperaktivität oft in Klammern gesetzt, es muss somit nicht immer sein. Der Generaltrend der Behandlung neben der psychologischen Betreuung sind Medikamente wie Ritalin. Die Behandlung erfolgt in der Regel durch »erfahrene« Kinderärzte und Neurologen. Lange hatte man gehofft, eine Besserung durch Ernährung (phosphatfrei) zu erreichen. Das hat sich nicht durchsetzen können. Auch die Theorie, dass Impfungen mit ADHS zusammenhängen können, ist nicht hinreichend gesichert.

Bei unseren Untersuchungen zeigte die Mehrzahl der Kinder, besonders wieder unter Sorbit, die oben schon beschriebenen Zeichen der Müdigkeit und Unruhe. Bei sehr vielen Kindern, die bei den ersten beiden Tests mit Milchzucker und Fruchtzucker neugierig, interessiert und liebenswürdig mitmachten, kam es bei Sorbit zu Persönlichkeitsveränderungen, die aus den oft beneidenswert braven Kindern unerträgliche Quälgeister machten mit klassisch ausgeprägten Zeichen des ADHS.

Was wir zunächst gelernt haben und den Eltern nahelegen konnten, war, dass die in diesen Zuständen meist einsetzenden Erziehungsversuche absolut nicht erfolgreich sein konnten: Die Kinder haben in solch einem Zustand nicht mehr die Fähigkeit zur Einsicht. Je schlimmer es wird, desto mehr gibt es lediglich uneffektiven Krach und entwürdigendes Gezänk. Das sind nicht mehr die Kinder, das ist ein stoffwechselverändertes Gehirn. Wir machen in der Praxis die Erfahrung, dass unter Steuerung der Zuckerverzehrs-Gewohnheiten eine Vielzahl der Beschwerden abnimmt, in einigen Fällen konnte Ritalin sogar abgesetzt werden. Achtung: Das ist keine Patentlösung, dennoch müssen wir gerade in Grenzfällen oder vor der Entscheidung zu Medikamenten dringend den Atemtest (S. 61) empfehlen.

Depressionen

Eine richtige Depression vom Essen ableiten zu wollen, wäre eine allzu starke Maßnahme. Aber: Gewisse Verbindungen zwischen depressiver Stimmung (Verstimmung) wird man nicht von der Hand weisen dürfen. Das hängt vermutlich zusammen mit dem Überträgerstoff, dem Neurotransmitter Serotonin.

Dieser Neurotransmitter muss vom Körper gebildet werden und dazu benötigt er einen Eiweißstoff, das Tryptophan. Das muss in ausreichender Menge durch die Nahrungsaufnahme zur Verfügung stehen – und das scheint häufig bei diesen Verdauungsstörungen durch zu viel nicht aufgenommenen Zucker der Fall zu sein: Es mag auch noch andere Gründe geben. Auf jeden Fall passiert dann Folgendes: Der Zucker bedingt eine Verminderung unseres Serotonins, das zuständig ist für depressive (zu wenig) oder nicht depressive (genug bis reichlich) Stimmungslage.

Und dann? Viele essen Süßigkeiten, wenn sie sich down, spannungslos, depressiv fühlen – und haben kurzfristig wohl auch ihren Erfolg. Setzen wir voraus, das Serotonin wird weniger, sind immer kürzere Abstände des Bedarfes zu erwarten – und die »Zuckersucht« ist gebahnt. Zuckersucht? Nicht selten wird berichtet von Erwachsenen, dass sie sogar in der Nacht aufstehen müssen vor Verlangen nach Süßem. Und bei Kindern? Das Verlangen nach »süßem Trost«, wenn etwas schmerzt? Abhängigkeiten, die klein anfangen – und doch das Leben bestimmen können.

Test: Hat mein Kind eine Kohlenhydrat-Unverträglichkeit?

Und damit Sie gleich zu Beginn sehen, worauf es ankommt, machen Sie doch einfach mal den Selbst-Test mit Ihrem Kind. Dieser hat sich bei vielen betroffenen Kindern bewährt und wurde mit erstaunlich klaren Ergebnissen an vielen kleinen Patienten ausgewertet. Verdauungsstörungen können eine Vielzahl von Beschwerden auslösen. Davon ist eine Reihe von Beschwerden sehr oft nicht in diesem Zusammenhang zu erkennen. Der Test wurde nach unseren Erfahrungen mit über 3000 Patienten entwickelt.

Selbst-Test: Bestimmen Sie, wie häufig Ihr Kind unter folgenden Symptomen leidet

Symptome	wenig/selten	gelegentlich	häufig
Bauchschmerz	1	2	3
Übelkeit	1	2	3
Durchfall	1	2	3
Verstopfung	1	2	3
Aufstoßen	1	2	3
Sodbrennen	1	2	3
Völlegefühl	1	2	3
Winde/Flatulenz	1	2	3
Rumoren	1	2	3
Mundgeruch	1	2	3

Symptome	wenig/selten	gelegentlich	häufig
Kopfschmerzen	1	2	3
Migräne	1	2	3
Schwindel	1	2	3
Chron. Müdigkeit	1	2	3
Reizbarkeit	1	2	3

Symptome	wenig/selten	gelegentlich	häufig
Aggressionsneigung	1	2	3
ADHS	1	2	3
Konzentrationsstörungen	1	2	3
Lernprobleme	1	2	3
Soziale Probleme	1	2	3
Appetitstörungen, Appetitlosigkeit	1	2	3

Damit kein falscher Eindruck erweckt wird: Es kommt auf die Gesamtsumme der Punkte gar nicht an. Auch nur ein einziges angekreuztes Krankheitszeichen kann die weitere Untersuchung empfehlenswert machen. Das gilt z.B. für Migräne oder Kopfschmerzen, Mundgeruch, auch und besonders Unruhe und Konzentrationsstörungen im Kindergarten und in der Schule, besonders auch hinsichtlich des Krankheitsbildes ADHS.

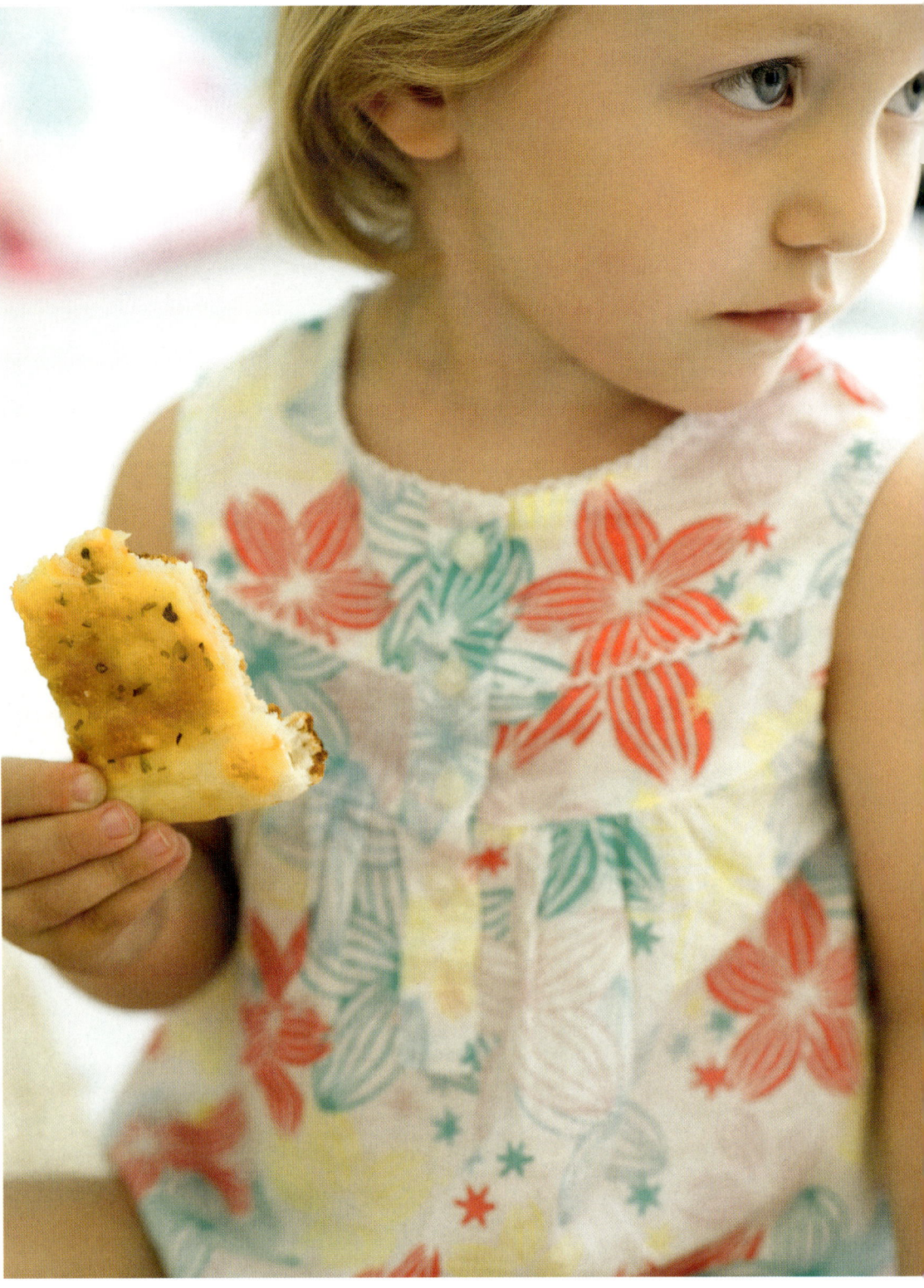

Warum Nahrung
krank macht

Der Dünndarm ist das Tor für Nahrung
in unserem Körper. All das, was nicht
zweckdienlich ist, wird als »unverträglich« eingestuft und abgewiesen.
Teilweise dehnt sich dieser Vorgang
aber auch auf eigentlich verwertbare Nahrungsmittel aus: Milchzucker,
Fruchtzucker und Sorbit.

Warum Nahrung krank macht

Wie Verdauung funktioniert

Was bei der Verdauung passiert, entzieht sich in aller Regel unserer Vorstellungskraft. Erst bei der Ausscheidung herrscht wieder Klarheit, aber darüber redet man nicht. Dabei ist das alles so unendlich wichtig für unseren Körper, eigentlich das Wichtigste, damit unser Organismus leben und funktionieren kann. Ein Auto ohne Benzin kann so PS-stark sein wie es will: ohne Benzin bleibt es stehen. So ist es auch bei uns – und wir reden so wenig darüber.

Essen ist Leben und nicht in erster Linie Genießen und Bedarfsbefriedigung. Essen ist Energie, Essen liefert Baustoffe für Erneuerung und Reparaturvorgänge in uns. Mit der Auswahl unserer täglichen Ernährung haben wir die Auswahl über die Qualität unserer Treibstoffe. **Achtung:** Werbung hat in aller Regel den Verkauf eines Produktes, nicht aber die Gesamtqualität der Ernährung zum Ziel.

Das Herz der Verdauung ist der Dünndarm

Der Dünndarm ist die Pforte, durch die all unsere Lebensstoffe in den Körper gelangen. Unser Darm ist gewissermaßen die Raffinerie des Körpers. Und dieses Organ, von dem unser ganzes Leben abhängt, wird viel zu selten in dieser Bedeutung gesehen – und unser »normales«, modernes Leben missachtet seine Leistungsfähigkeit und Grenzen allzu häufig – mit messbaren und unmessbaren Folgen.

Aber erst einiges zum Dünndarm selbst: Er ist vorstellbar wie ein Fahrradschlauch, an einer Seite wie eine Girlande befestigt und aufgehängt an der Rückenseite des Bauchraumes. Daher haben manche Menschen auch Rückenschmerzen, wenn etwas mit dem Darm nicht stimmt. Die Natur arbeitet bekanntermaßen immer raumsparend und ökonomisch. So auch der Dünndarm: auf der Innenseite befindet sich eine mikroskopisch kleine Berg- und Hügellandschaft in mehrfacher Schichtung. Damit erreicht er eine Oberfläche von rund 200 m^2 auf 6 m Länge. Das ist eine erstaunliche Oberfläche, die ausreichen würde, darauf ein Reihenhaus zu bauen.

Er steht zur Besichtigung offen: der Verdauungskanal

Der Mund, unsere Eingangsqualitätskontrolle, ist der Einfüllstutzen, da geht alles hinein, da nimmt unsere Nahrungsaufnahme ihren Anfang. Aber es geht nicht ungeprüft alles hinunter, wir sind versehen mit vielen hoch-wirksamen Schutz- und Kontroll-mechanismen:

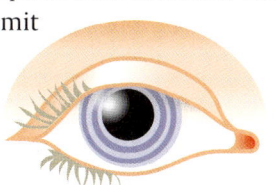

- Geruch – Qualitätskontrolle und Zuordnung
- Auge – optische Kontrolle
- Geschmack – was gut für uns ist, schmeckt
- Lippen – Temperaturkontrolle
- Zähne – Zerkleinerung auf schluckbare Größe
- Zunge – Geschmackskontrolle und Überprüfung auf Fremdköper (z.B. Gräten etc.)
- Speichel – Transport durch das Gleitmittel Speichel

Die Speiseröhre, das Förderband, schließt sich an und transportiert durch gerichtete Muskelkraft (auch wenn man sich auf den Kopf stellt, kann man gegen die Schwerkraft schlucken) durch einen Bereich des Körpers, der anderen Organen (Herz/Lunge) vorbehalten ist.

Unser Magen, der sammelt, mischt, vorbereitet und sterilisiert, ist wie der Tank im Auto ein großes Behältnis, in das alles hineinkommt, um nach Bedarf an den weiteren Verdauungskanal weitergereicht zu werden. Sie kennen vielleicht den Schwartenmagen oder den Saumagen der Pfälzer Küche. Er hat eine starke Wandung und ist obendrein äußerst dehnbar. Von der Suppe bis zum Pudding wird hier alles gesammelt, gemischt, mithilfe der starken

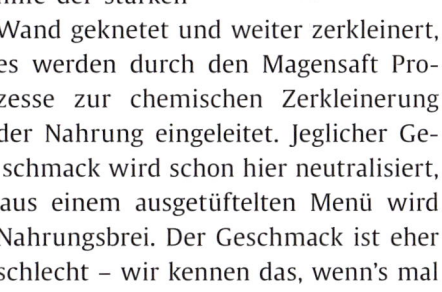

Wand geknetet und weiter zerkleinert, es werden durch den Magensaft Prozesse zur chemischen Zerkleinerung der Nahrung eingeleitet. Jeglicher Geschmack wird schon hier neutralisiert, aus einem ausgetüftelten Menü wird Nahrungsbrei. Der Geschmack ist eher schlecht – wir kennen das, wenn's mal zurückkommt.

Warum Nahrung krank macht

Salzsäure ist eine der stärksten Säuren überhaupt, wenn sie auf die Haut kommt, brennt sie Löcher hinein. Was um Himmels willen bringt einen Organismus dazu, eine solche Säure zu produzieren und gleichzeitig Gegenmaßnahmen mit hohem Aufwand zu treffen, um nicht selber beschädigt zu werden? Das eigentliche Ziel der Salzsäure ist tatsächlich Vernichtung. Aber Vernichtung von mit der Nahrung zugeführten Schädlingen für den Körper. Wir haben es mit einer Sterilisationsanlage zu tun, die uns schützt. Und was geknetet, gemischt, sterilisiert wurde, wird dann portioniert und löffelweise weitergegeben an den Dünndarm.

Im Dünndarm, unserer Produktionsanlage, beginnt das ca. 6 m lange Herz der Verdauung. Alles, was unser Leben möglich macht, der Transport der notwendigen Substanzen von außen nach innen in den Körper geschieht hier.

Der Dickdarm, Abfallsammelstelle und Entsorgung, ist das Organ der Endverarbeitung, der Abfallprodukte und deren Speicher. Wie beim Magen haben wir ein Organ, das mit einer dicken Wand ausgestattet ist. Die Abfälle werden zwischengelagert, gespeichert, eingedickt bis zur nächsten Möglichkeit, sich zu entleeren – ohne allzu großen Flüssigkeitsverlust.

Gesunder Darm, gesundes Immunsystem

Soweit die Größe der Arbeit leistenden Oberfläche. Hier finden wir aber auch einen großen Teil, sogar den größten Teil unseres Immunsystems: Ganze 80 % aller unserer Immunzellen liegen im Dünndarm. Das ist nicht nur erstaunlich, es belegt auch, dass wir am meisten für unser Immunsystem tun können, wenn wir die Bedürfnisse unseres Dünndarmes erkennen und achten. Auf der Wand des unteren Dünndarms sind Bakterien, deren soziales Gefüge vom Immunsystem kontrolliert wird. Der Bakterienrasen besteht aus etwa 500 (!) verschiedenen Bakterienarten, insgesamt unfassbaren 100 Billionen Keimen. Sie leben von uns, und sie helfen uns zu leben.

Verbindung zur Seele

Unser Dünndarm – und nur dieser – ist umsponnen von Nervenzellen. Es sind erstaunlicherweise so viele, wie auch unserem Gehirn zur Verfügung stehen, und es sind auch die gleichen Überträgersubstanzen (Neurotransmitter) aktiv. Von den Überträgersubstanzen befindet sich, wie man heutzutage weiß, teilweise die größere Menge in der Darmwand: von Serotonin, unserem »Glücks-Botenstoff« sogar 95 %. Wundert es uns da, dass der Darm eine direkte Verbindung zu unserem seelischen Befinden hat? Die Wissenschaft ist zunehmend mit diesem Phänomen befasst. Eine neue Forschungsrichtung ist die »Neurogastroenterologie«, die viele weitere Erkenntnisse erwarten lässt. Diese ist aber so neu, dass auch die meisten Ärzte nicht einmal wissen, dass es sie gibt.

Was im Dünndarm genau passiert

Zu Anfang wichtig ist die Feststellung, dass die Aufnahmefähigkeit des Dünndarms nicht in allen Abschnitten gleich ist: Der Dünndarm ist in Funktionsetagen gegliedert, der Körper hat eine Nahrungsaufnahme-Hierarchie entwickelt. Der Ort der Nahrungsaufnahme ist bestimmt durch notwendige Schritte der Aufarbeitung der einzelnen Nahrungsbestandteile und der unterschiedlichen Ausstattung der einzelnen Darmabschnitte. Das bedeutet, dass auf etwa den ersten 120 cm nach Verlassen des Magens lebensnotwendige Stoffe schon aus dem Nahrungsbrei entnommen sind – direkt durch die Darmwand, besser, den Wandapparat, der sich dort befindet. Es geht schon im Zwölffingerdarm los, noch bevor Gallenblase und Bauchspeicheldrüse eingemündet sind. Das zu wissen ist das Allerwichtigste. Alles andere ist nur noch eine Frage der Aufnahmelokalisation.

- 12-Fingerdarm (Duodenum): Elektrolyte wie Natrium, Kalium, Magnesium, Kalzium

- 12-Fingerdarm (Duodenum): schnell verfügbare Kohlenhydrate wie Traubenzucker (Glukose), Fruchtzucker (Fruktose) und Sorbit, Xylit etc.
- Unterer 12-Fingerdarm: Disaccharide (Zweifachzucker) wie Milchzucker (Laktose)
- Unterer 12-Fingerdarm und oberer Dünndarm: wasserlösliche Vitamine (B-Gruppe, Vit. C etc.) und fettlösliche Vitamine (A, D, E, K)
- Mittlerer und unterer Dünndarm: Eiweiß, Fett, höher molekulare Kohlenhydrate

All die Stoffe, die oben aufgenommen werden, werden in der Regel auf den oberen 120 cm des Dünndarmes aufgenommen. Eine spätere Aufnahme ist nur noch eingeschränkt vorgesehen. Noch im Darm befindliche Zuckerreste lagern dann Wasser an und werden beschleunigt durch den Darm transportiert, um wie Fremdstoffe schnell aus dem Darm entfernt zu werden.

Warum Nahrung krank macht

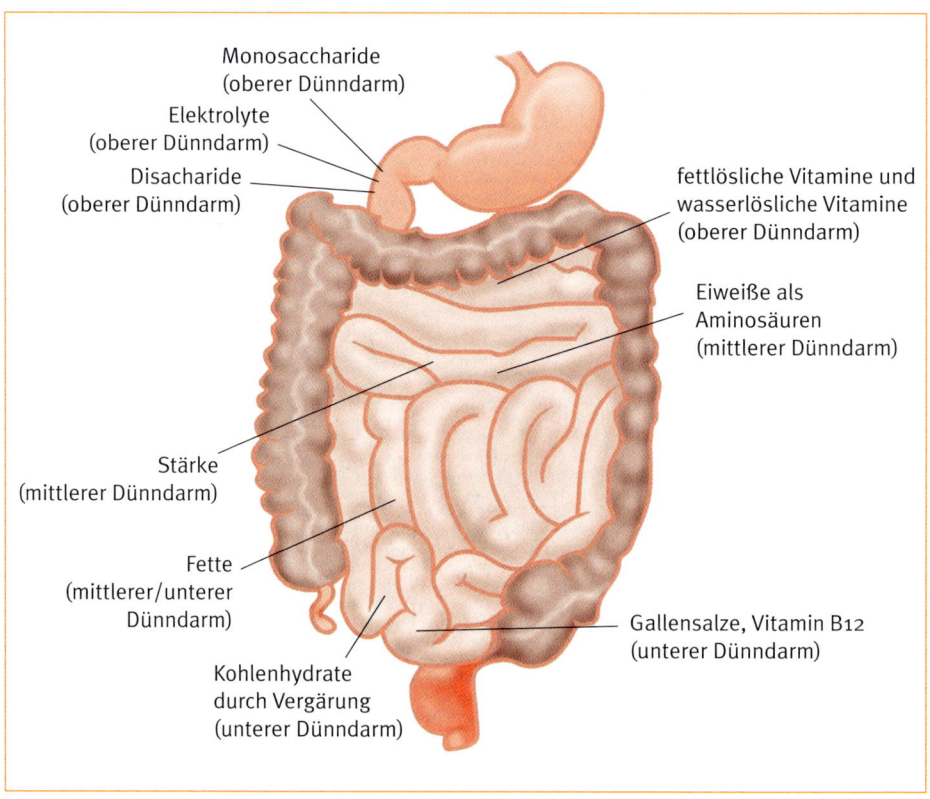

Monosaccharide
(oberer Dünndarm)

Elektrolyte
(oberer Dünndarm)

Disacharide
(oberer Dünndarm)

fettlösliche Vitamine und
wasserlösliche Vitamine
(oberer Dünndarm)

Eiweiße als
Aminosäuren
(mittlerer Dünndarm)

Stärke
(mittlerer Dünndarm)

Fette
(mittlerer/unterer
Dünndarm)

Gallensalze, Vitamin B12
(unterer Dünndarm)

Kohlenhydrate
durch Vergärung
(unterer Dünndarm)

An unterschiedlichen Orten werden die Nährstoffe aufgenommen.

Die Erklärung für viele Beschwerden

Die Bauchschmerzen, die Krämpfe sind erklärbar, denn ein beschleunigter Transport bedeutet verstärkte Arbeit für den verantwortlichen Muskelmantel um den Dünndarm. Auch das Gurgeln (gurgling sagen die Engländer) und Quietschen, die Darmgeräusche sind klar, wenn man sich den schlaffen Fahrradschlauch noch einmal vor Augen hält. Es ist verständlich, dass Geräusche entstehen, wenn man Luft durch ihn hindurchbläst. Und wenn der Darm nicht mehr ordnen kann, wohin das Ganze führt, dann ist wohl auch Übelkeit zu erklären. Also, was wir nicht in dem dafür vorgesehenen oberen Dünndarm aufnehmen, wird beschleunigt abtransportiert unter Entwicklung entsprechender Beschwerden.

In den unteren Darmabschnitten sind die Bakterien – sie warten dort billionenfach auf Futter. Und die Bakterien wenden ein Verfahren an, das wir alle aus der der Wein-, Bier- oder Apfelweinherstellung kennen: Vergärung. Und da kommen unsere Kohlenhydrate gerade recht: Die Bakterien verdauen den Zucker, sie wandeln ihn dabei in Abbauprodukte um. Dabei entstehen viele Substanzen, darunter auch gasförmige: Kohlendioxyd (CO_2) und Wasserstoff (H_2). Die Gase verhalten sich unterschiedlich. Kohlendioxyd bleibt im Darm, es ist zu groß, um die Darmwand zu passieren und macht Beschwerden wie ein Luftballon, der plötzlich im Darm aufgeht. Wasserstoff kann z.T. die Darmwand durchdringen, weil es als Molekül kleiner ist, gelangt in das Blut, dann in die Lunge und wird dort als gasförmiger Abfall ausgeatmet.

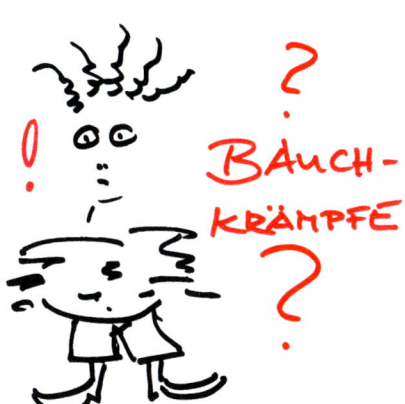

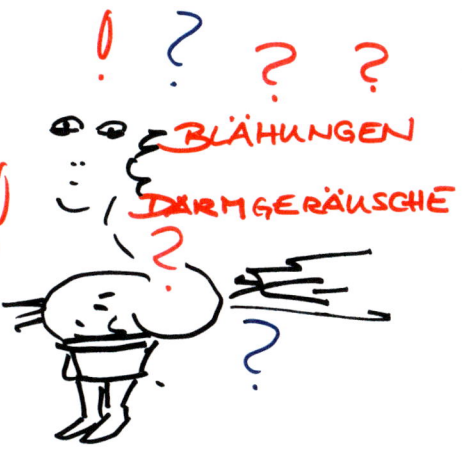

Der Fast-Food-Bauch

Meine Frau machte mich auf das Thema aufmerksam. Sie führt bei uns die Atemtests durch, und ihrem engagierten Beobachten bei der Begleitung der Patienten durch den Testablauf verdanken wir viele Einblicke und Erkenntnisse. Eine davon ist das, was wir den Fast-Food-Bauch nennen: Das ist im Leben häufig so, dass man etwas erst dann sieht, wenn man einmal darauf aufmerksam geworden ist.

Es gibt sie überall: die bildschönen gertenschlanken jungen Frauen, entsprechendes Outfit – auf der Straße, mit und ohne Nabelblick. Und wenn man genauer hinsieht, wird die sorgsam gepflegte Figur nur unterbrochen durch den sich mehr oder weniger leicht kugelig vorwölbenden Bauch. Viele unserer Patientinnen leiden darunter sehr. Manche sind allein deswegen zu uns gekommen, weil es »trotz aller Diät« nicht gelingt, den Bauch wunschgemäß und traumentsprechend flach zu bekommen. Ein Drama für die Betroffene, das in vielen Fällen zu zwanghaften Ernährungsschritten führt, die aber meist in die falsche Richtung gehen. Stellen wir hier beispielsweise eine Unverträglichkeit auf Fruktose oder Sorbit fest, und das geschieht ganz oft, dann ist alles auf einmal ganz einfach, und die Ernährungsumstellung macht den Bauch flach.

Und achtet man auf andere Menschen, so findet man überaus häufig diesen kugeligen Bauch, erst recht bei Übergewichtigen durch die ständige Gasentwicklung. Wo soll das Gas auch in diesen Fällen hin, wenn nicht nach vorne? Dann kommt allerdings die räumliche Konkurrenz mit der Fettschürze, dem Bauchfett. Dieses wird logischerweise angehoben und nach vorne gedrückt – die Luftnot ist da.

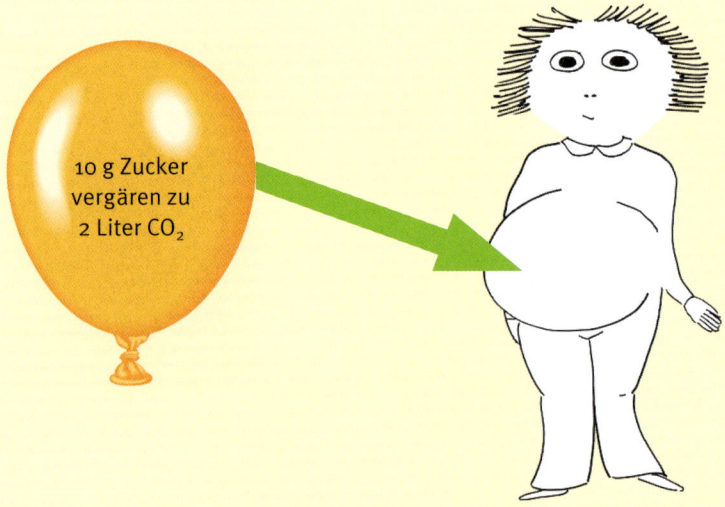

10 g Zucker vergären zu 2 Liter CO_2

Was schiefläuft im Dünndarm

Der Dünndarm ist für unsere Nahrung das Tor zu unserem Körper. Alles, was nicht zweckdienlich ist, ist unverträglich, wird abgewiesen (oder gar nicht gesehen) und wieder ausgeschieden. Der Vorgang ist für den Körper nicht aufregend. Diese nicht zugelassenen Stoffe können einfach nur nicht durch die Darmwand treten, sie sind unverdaulich. Manchmal aber dehnt sich dieser Vorgang auf eigentlich verwertbare Nahrungsmittel wie beispielsweise Milchzucker, Fruchtzucker oder Sorbit aus und das gibt Probleme.

Kleine Zuckerkunde

Was ist Zucker? Die meisten werden wohl sagen: »Das, was süß ist.« Doch Zucker ist viel mehr! Zu den Zuckern gehört eine ganze Reihe chemischer Stoffe, die eines gemeinsam haben: Sie sind Kohlenhydrate. Kohlenhydrate sind neben Fett und Eiweiß eines unserer Grundnahrungsmittel. Zucker hat die Eigenschaft, dass er aneinandergehängt werden kann, wie einen Zug mit Wagen kann man sich das vorstellen. Alles Weitere richtet sich nach der Länge des Zuges und den kleinen Unterschieden der Wagen.

1 Wagen: Monosaccharide

1 Wagen = Monosaccharid: Dazu gehören Traubenzucker (ist in unterschiedlichen Mengen in fast allen Obst- und Gemüsesorten) und Fruchtzucker/Fruktose, der sich in unterschiedlichen Mengen

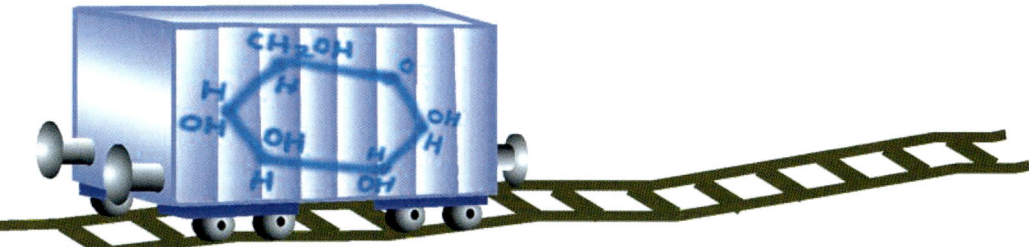

Zu den Monosacchariden zählen Glukose, Fruktose und Sorbit.

Warum Nahrung krank macht

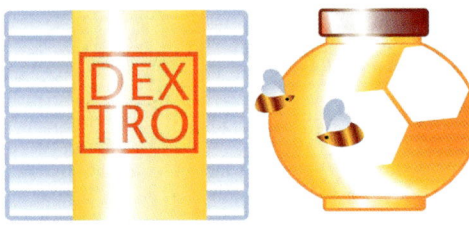

praktisch in allen Früchten und Gemüsesorten, aber z.B. auch im Honig findet. Weiterhin ist er Bestandteil des Haushaltszuckers. Dazu gehört auch Sorbit.

Sorbit ist ein Zuckeralkohol und kommt z.B. in Pflaumen vor und wird in der Diabetesdiät oder bei der Herstellung von zuckerfreien Süßigkeiten, Bonbons oder zuckerfreien Kaugummis verwendet. Xylit und Mannit (z.B. in zahnfreundlichen Kaugummis) sind ebenfalls Monosaccharide.

Züge mit 2 Wagen: Disaccharide

2 Wagen = Disaccharid: Unser normaler Haushaltszucker (Saccharose) ist beispielsweise ein Disaccharid, bestehend aus Glukose und Fruktose. Sie finden ihn als Kristallzucker, Rohr- oder Rübenzucker, in verschiedenen Feinheitsgraden vom Puderzucker bis Kluntjes für den Tee. Interessant

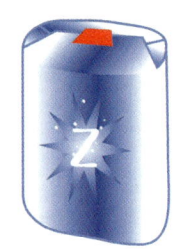

ist, dass der Dünndarm diesen Zucker praktisch in jeder Menge aufnehmen kann. Das Modell wird uns später begegnen, wenn wir sehen, dass Traubenzucker die Verdauung von Fruchtzucker fördert. Man imitiert damit dieses Modell. Bei Haushaltszucker gibt es bei der Trennung keine Probleme.

Laktose (Milchzucker) besteht aus Traubenzucker und dem Einfachzucker Galaktose. Für die Trennung dieser beiden Wagen benötigen wir einen speziellen Rangierer, dann kann jeder einzelne

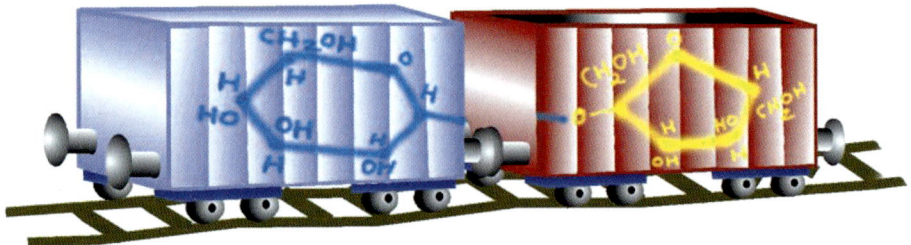

Disaccharide sind Haushaltszucker (Glukose + Fruktose) und Milchzucker (Glukose + Galaktose)

Wagen allein durch die Darmschleimhaut in den Körper gelangen. Hat der Körper zu wenig Rangierer (das Enzym Laktase), bleibt Milchzucker im Darm liegen, wird unten im Darm von den Bakterien verdaut, und es kommt zu Problemen.

Ab 3 Wagen: Oligosaccharide

Ab 3 Wagen kann der Körper keine Zucker mehr für die Passage durch die Dünndarmschleimhaut vorbereiten. Ab 3 Wagen benötigen wir die Hilfe von unseren Enzymen aus der Bauchspeicheldrüse oder von unseren Bakterien weiter unten. Wir könnten unsere Nahrung sonst nur sehr gering verwerten, ohne die Bakteriengemeinschaft wäre unser Leben nicht möglich. Pflanzliche

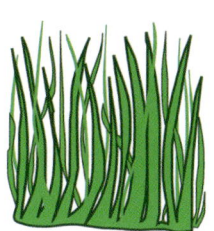

Nahrung wird überhaupt überwiegend durch Bakterien verdaut und auch die Vegetarier sollten es wissen: Blähungen gehören zur bakteriellen Verdauung.

Und wenn der Zug länger wird? Dann sind es Ballaststoffe. Zuglängen mit 1000 Wagen und mehr sind für den Menschen von Natur aus nicht verdaubar (z. B. Gras), sie sollten den Körper einfach so passieren – wenn die Bakterien nicht wären, die auch hier ihre Nahrung geliefert bekommen können – um den Preis der bakteriellen Verdauung. Mit mehr Ballaststoffen füttern wir unsere Darmflora.

Sind die Züge länger und quer verbunden, haben wir Holz als die komplexeste Form der Kohlenhydrate. Energie – man kann damit heizen. Und daher hat das Xylit (griechisch: Xylos = Holz) seinen Namen. Energie aus dem großen Haufen wie bei der Kohle: Holz ist der große Kohleberg, Xylit das einzelne Stück, passend für den Körper.

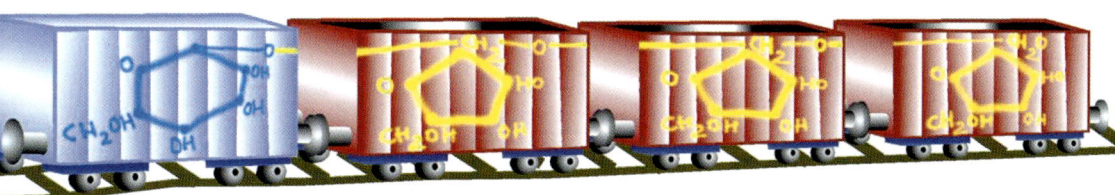

Oligosaccharide, Stärke und Ballaststoffe entsprechen längeren oder sehr langen Zügen, die nur mithilfe von Enzymen oder Bakterien oder, wenn sie zu lang sind, gar nicht getrennt werden können.

So sieht Zucker aus

Fruchtzucker: Kristalle, wenn auch lange nicht so perfekt wie die des Kristallzuckers, aber doch deutlich größer als die des Traubenzuckers. Das dunkle Bild ergibt sich durch die Unruhe der Strukturen im Inneren, die den Lichtdurchgang deutlich behindern und undurchsichtig machen.

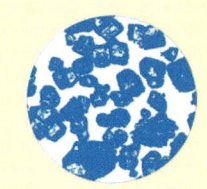

Milchzucker: Die Kristalle sind weitestgehend einer kleinkrümeligen geröllartigen Struktur gewichen. Die Krümel haben unterschiedliche Größen, sind unterschiedlich geformt, z.T. wie kleine Splitter oder Spitzen.

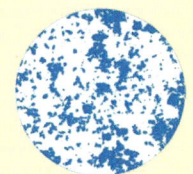

Sorbit: Lauter kleine Bällchen, völlig undurchsichtig, man könnte sie vergleichen mit einem Schneeball, wenn sie nicht mehr länglich, eiförmig wären mit vielen kleinen Ausbeulungen (man nennt das polyzyklisch). Und dann sind da noch überall kleine, feinste, nadelförmige Stacheln, ganz fein kommen die rundherum heraus. Man kann sich sogar vorstellen, dass dieser Zucker Wasser bindet, auch innen drin, wie ein ganz feinporiger Schwamm.

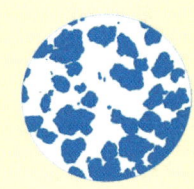

Traubenzucker: Auch hier haben wir Kristalle. Aber die sind flacher und deutlich kleiner, dazu nicht ganz so klar im Inneren wie der Kristallzucker.

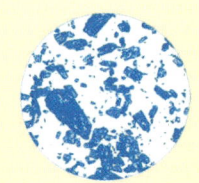

Kristallzucker: Das sind Kristalle mit klarer Form, durchsichtig wie Bergkristall. Das ist unser Haushaltszucker aus der Zuckerdose. Auch der braune Zucker sieht so aus, er hat nur die braunen Einlagerungen und Auflagerungen, die das typische Aroma ergeben.

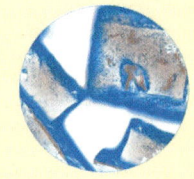

Die Bilder verdanke ich der Zusammenarbeit mit Herrn Dr. J. Kraus, Path. Institut am Klinikum Traunstein

Milchzucker

Die Natur liefert uns als ganz wichtiges 1. Nahrungsmittel für das Baby in der Muttermilch den Milchzucker (Laktose). Rund 40 % des Energiebedarfs des Säuglings wird durch ihn gedeckt. Auch in Kuhmilch steckt dieses Kohlenhydrat. Bei einer Milchzucker-Unverträglichkeit ist unser Körper nicht in der Lage, den Milchzucker aufzuspalten, weil ihm hierfür das entsprechende Enzym fehlt. Das Zuckergespann aus 2 Wagen kann die Darmwand nicht durchfahren. Der Milchzucker bleibt im Darm, wird schnell abtransportiert und weiter unten (wo er gar nicht hingehört) von Bakterien erwartet, die dann den Abbau durch Vergärung einleiten. Oder, chemisch ausgedrückt: Die Moleküle des Zweifachzuckers Laktose (Milchzucker) werden durch einen Mangel des Enzyms Laktase nicht getrennt in die Einzelmoleküle Galaktose und Glukose.

Primärer und sekundärer Laktasemangel

Wenn in der Dünndarmschleimhaut nicht genügend Laktase, das Enzym, das Glukose und Galaktose voneinander trennt, produziert werden kann, bekommen wir mit Milchzucker Probleme, man nennt das Laktose-Unverträglichkeit. Bei vielen Menschen nimmt im Laufe des Lebens die Laktaseproduktion ab, oder die Produktion schwächelt aus irgendwelchen Gründen. Über die Ursache weiß man noch nichts Genaues. In Europa betrifft das ca. 15 % der Bevölkerung. Woanders ist es häufiger, so in afrikanischen Bevölkerungen, ganz besonders aber bei Chinesen, die zu 100 % einen Laktasemangel haben (S. 40, Wir sind keine Neandertaler). Das ist schon wieder eine gute Nachricht: Das Chinarestaurant ist laktosefrei aus diesem Grund.

Weitaus seltener ist der primäre Laktasemangel: Hier liegt eine seltene angeborene Schwäche vor. Bedeutsam aber ist der sogenannte sekundäre Laktasemangel bei Patienten mit einer Dünndarmerkrankung wie Zöliakie oder Morbus Crohn. Bei diesen ist es ganz wichtig, die Verträglichkeit von Milchzucker (und auch Fruktose und Sorbit) zu testen. So stellt sich häufig heraus, dass die Beschwerden nicht wie vermutet von der Grundkrankheit kommen, sondern von einer damit verbundenen Aufnahmeschwäche für Kohlenhydrate.

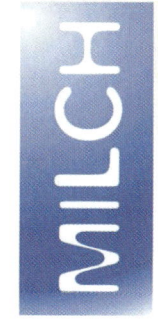

Warum Nahrung krank macht

Wir sind keine Neandertaler

Das Max-Planck-Institut in Leipzig hat die Gene der Neandertaler untersucht und dabei herausgefunden, dass bei den erwachsenen Neandertalern das Gen, das für die Verdauung der Milch im Erwachsenenalter sorgt, nicht mehr aktiv war. Das bedeutet, dass die Neandertaler nicht unsere Vorfahren waren, und das bedeutet aber auch, dass die Laktaseproduktion eben eine in unserer Erbmasse liegende Eigenschaft ist, die auch heute längst nicht bei allen Menschen dieser Erde vorhanden ist. Nach der derzeitigen Literatur haben neben uns nur noch Inder und Massai diese Aktivität. So ist es zu erklären, dass sogar die meisten Menschen dieser Erde als Erwachsene keinen Milchzucker abbauen können ohne Bakterien. Es ist anzunehmen, dass diese Fähigkeit auch innerhalb unserer Bevölkerung schwanken kann, sodass der eine in seinem Leben Laktase weniger, der andere mehr zur Verfügung hat.

Milchzucker meiden

Milchzucker steckt in vielen Lebensmitteln, obwohl, oder gerade weil er selbst keinen richtigen eigenen Geschmack hat. Doch er verstärkt den Geschmack seiner Lebensmittelbegleiter. So kann er vielem beigegeben werden als Volumenfüller, als Geschmacksverstärker, und so finden wir ihn auch dort, wo wir es eigentlich nicht erwarten würden. Dazu kommt, dass der Milchzucker mit Eiweiß reagiert und z. B. beim Backen eine appetitliche Farbe und Aroma gibt, z. B. im Brot. Diesen Vorgang nennt man Maillard-Reaktion. Brot sieht häufig so appetitlich braun aus durch Milchzucker. Und Milchzucker findet auch als Bindemittel oder als Trägerstoff in Gewürzen Verwendung.

Der Speiseeistest (SpEisT)

Speiseeistest? Klingt gut – und ist auch gut: An kaum einem anderen Beispiel lässt sich so gut zeigen, worauf es ankommt. Nämlich darauf, dass man nicht alles weglassen soll, sondern auch durch den Mut zum Ausprobieren seine eigene Erfahrung machen kann – und muss. Ihr geht zu Eurem Lieblingseismann und sucht Euer Lieblings(milch)eis aus. Ihr esst

- am 1. Tag: 1 Kugel
- am 2. Tag: 2 Kugeln
- am 3. Tag: 3 Kugeln

und so weiter, bis Ihr Bauchschmerzen bekommt. Davon die Hälfte ist dann die persönlich verträgliche Sommer-Eis-Menge. Und so wie mit dem Eistest kann man herausbekommen, wie viel man von was verträgt.

Fruchtzucker

Fruchtzucker (Fruktose) steckt in großen und kleinen Mengen in Obst. Auch in normalem Haushaltszucker, der ein Gemisch von Fruktose und Glukose ist. Honig enthält ebenfalls Fruktose. Softdrinks sind teilweise mit Mais-Sirup gesüßt. Handelt es sich hierbei um einen sog. HFCS (High Fructose Corn Sirup), müssen Sie von einer großen Menge Fruchtzucker ausgehen.

Fruktose-Unverträglichkeiten

Um zu verstehen und späteres Auswendiglernen zu vermeiden, müssen wir an dieser Stelle kurz etwas klarstellen.

Das Transportsystem GLUT-5

Bei der sog. Fruktose-Malabsorption besteht ein Defekt im Transportsystem. Die Fruktose kommt naturgemäß nicht alleine durch die Darmschleimhaut. Fruchtzucker be-

Nicht zu verwechseln ist die Fruktose-Malabsorption mit der Fruktose-Intoleranz

	Fruktose-Intoleranz	Fruktose-Malabsorption
Im Dünndarm:	Normale Aufnahme des Fruchtzuckers von der Schleimhaut.	Fruchtzucker benötigt zur Dünndarmpassage das Transportprotein GLUT-5. Ist dieses vermindert oder überbelastet, bleibt Fruchtzucker im Darm.
In der Leber:	Angeborener Gendefekt: Enzymmangel macht den Umbau von Fruktose zu Glukose zur Weiterleitung in das Blut unmöglich. Das Enzym Aldolase B fehlt.	Normaler Umbau von Fruktose zu Glukose (Enzym Aldolase normal).
Folgen:	Leberschaden, Organschäden durch »Fruktosevergiftung«, nicht behandelt führt dies zum Tod im frühen Kindesalter.	Vergärung/Fermentation der im Darm verbliebenen Zucker.
Therapie:	Striktes Vermeiden jeder Fruktose in der Ernährung ist überlebenswichtig.	Reduzieren des Fruktoseangebotes im Darm, kleine Dosen Glukose zu Fruktosehaltigem dazu essen.

Warum Nahrung krank macht

nötigt immer einen Transporter, der sie »durch die Darmwand fährt«. Von Natur aus haben wir in der Dünndarmschleimhaut einen Fuhrpark. Dieser besteht aus vielen Lastwagen mit Spezialaufbau, die nur Fruchtzucker aufnehmen können.

Unser Zucker kommt aus dem Magen in den Dünndarm. Und nun der ganz einfache Mechanismus: Findet jedes Zuckermolekül einen Transporter, gelangt alles in den Körper, ist »verdaut«. Findet nicht jedes Zuckermolekül einen Transporter, bleibt der Überschuss im Darm liegen und wird nun dort in die unteren Abschnitte des Darmkanals abtransportiert. Dort freuen sich die Bakterien auf dieses reichliche Futter. Sie verdauen – es sind ja so viele – schlagartig den Zucker. Und damit haben wir dann unsere Probleme.

Also ein Defekt in dem System GLUT-5-Transporter bedeutet Fruktose-Malabsorption. Ursache kann sein

- ein echter Mangel: naturbedingte schwache Ausstattung des Organismus.
- eine zeitweilige Überlastung, wenn nämlich unsere Ernährung so viel Fruchtzucker enthält, dass unser armer Körper einfach nicht mehr mithalten kann. Wir unterstellen, dass dies der häufigere Fall ist.

Die Behandlung erfordert also »nur« ein Anpassen der Zufuhr an unsere Leistungsfähigkeit – dann sind wir gesund.

Die folgenden Punkte müssen wir noch wissen: wichtige Faktoren für den Fruktose-Transport:

- Verzehr von Sorbit (S. 43) blockiert den GLUT-5-Transporter.
- Gleichzeitiger Verzehr von Glukose verstärkt die Kapazität des Fruktosetransportes.
- GLUT-5 kann schwächeln, wenn Fruktose strikt gemieden wird.
- Die Balance zwischen Glukose (Traubenzucker) und Fruktose ist wichtig.

Die Aufnahme freier Fruktose wird verbessert durch die Zufuhr gleicher Anteile von Glukose, achten Sie daher auf die Balance dieser Zucker. Fügen Sie bei hohem Fruktoseanteil zum Ausgleich Glukose zu. Die erforderlichen Mengen sind klein, so sind Nebenwirkungen nicht zu fürchten.

Der Einfachheit halber ist fortan die Rede von Unverträglichkeit – dies gilt sowohl für Fruktose, als auch für Sorbit und Laktose.

Fruchtzucker meiden

Allgemeine Maßnahmen bei Fruktose-Unverträglichkeit:

- Fruktose nicht generell meiden (sonst verschlimmern sich die Beschwerden)
- Reduzieren der Fruktosezufuhr genügt
- Vermindern der Sorbitzufuhr (S. 43)

- Verbesserung des Transportes durch gleichzeitige Glukosegabe
- Früchte in kleinen Portionen verteilt über den Tag essen, besonders einschränken: Äpfel, Birnen, Aprikose, Pflaumen (Sorbit), Rosinen, Wassermelone, Mango
- Ersetzen von Fruchtsäften und Limonaden durch andere Getränke
- Kontrolle des Sorbitol- und Fruktosegehaltes von Süßwaren, hier besonders sogenannte zuckerfreie Produkte

- Tipp: Zuckerfreie Produkte haben keinen Haushaltszucker, aber dafür andere Zucker, die schwerverdaulich sind. Zuckerfrei = Unverträglichkeitsgefahr!
- Softdrinks, z. B. Cola-Getränke (Maissirup hat einen hohen Gehalt an Fruktose und wird auch als Süßmittel in vielen Softdrinks gebraucht, Fruktosegehalt 25 Gramm pro Liter)
- Honig und Diabetikerprodukte meiden

Sorbit

Sorbit ist sozusagen ein chemischer Abkömmling der Glukose, der im Körper in Fruktose umgewandelt und als Zuckeraustauschstoff vor allem bei Diabetiker-Produkten verwendet wird. Auch als Feuchthaltemittel im Kaugummi kommt Sorbit vor. Einige wenige Obstsorten enthalten relativ viel Sorbit, wie z.B. Birnen oder Pflaumen – in getrockneten Pflaumen steckt dementsprechend reichlich Sorbit, was Menschen ohne eine Sorbit-Unverträglichkeit zu spüren bekommen, weil Dörrpflaumen nämlich naturgemäß abführend wirken.

Sorbit ist der aggressivere Zucker

Wie wird nun Sorbit aufgenommen? Man geht heute davon aus, dass Sorbit den Glut-5-Transporter für die Fruktose blockiert. Das bedeutet, dass es völlig gleich ist, ob im Atemtest Fruktose oder Sorbit oder eben beide positiv gemessen wurden: Man muss immer beides berücksichtigen und beachten. Dabei ist bemerkenswert, dass Sorbit offenbar viel flinker als der Fruchtzucker den GLUT-5-Transporter belegt, Sorbit ist gewissermaßen der aggressivere Zucker. Das mag die geringere benötigte Menge beim Test zeigen. Auch nach unserer Erfahrung hatten fast alle Patienten unter geringerer Menge gleiche, meist aber mehr Beschwerden. Das war ganz besonders auffällig bei Kindern.

Warum Nahrung krank macht

INFO

Glukose macht Fruchtzucker verträglich

Glukose, also Traubenzucker, ist etwas ganz besonderes: ein Medikament. Er schmiert gewissermaßen unseren Fuhrpark für Fruchtzucker und Sorbit. Wenn man Traubenzucker zu etwas Fruktosehaltigem dazu isst, wird Fruchtzucker besser transportiert: bei Beschwerden, bei Unsicherheit, ob Fruchtzucker irgendwo enthalten ist, nimmt man Traubenzucker als Verdauungshilfe. Eine Natursubstanz als Medikament- und dazu noch gaaanz billig: Man kauft es im Supermarkt, in Tabletten (den großen viereckigen) oder auch als Pulver in der Tüte. 1–2 Teelöffel in ein Glas Wasser gegeben ist somit eine gute und günstige Verdauungshilfe. Aber: bitte ohne Geschmackszusatz und Vitamine!

Achtung: nicht komplett meiden

Der Fuhrpark muss immer merken, dass er gebraucht wird, sonst nimmt seine Kraft ab, er rostet gewissermaßen. Also aufpassen, dass wir nicht zu gründlich sind und alles mit Sorbit (Fruktose, Laktose) weglassen. Eine gute Mutter in ihrer Sorge könnte da schon einmal in Versuchung kommen – aber bitte nicht, die Beschwerden werden sonst nur noch schlimmer! Der Körper darf gewissermaßen nicht entwöhnt werden, sonst verträgt er irgendwann immer weniger.

Bei einer Allergie reagiert der Körper auf eine Substanz feindlich, schon bei kleinsten Mengen. Den Feind nennt man Allergen, die körpereigene Waffe Antikörper. Das ist die Grundlage der Allergie, die dramatisch verlaufen kann und sich so erheblich von dem Bild einer Kohlenhydrat-Unverträglichkeit unterscheidet. Unsere Chance ist, dass es z.B. bei der Sorbit-Unverträglichkeit reicht, die Sorbitmenge zu reduzieren. Dementsprechend ist jeder Weg falsch, der völligen Verzicht auf eine der genannten Substanzen zum Ziel hat.

Zu den sorbithaltigen Nahrungsmitteln (auch verborgen als E 420) zählen

- kalorienreduzierte Süßigkeiten
- Gummibärchen, Kaugummi, Marzipan etc.
- Früchte: Birnen und Pflaumen
- Fruchtsaft: Birnen und Nektar
- Diät-Lebensmittel
- Diabetikerprodukte, z.B. Schokolade, Marmelade etc.
- Arzneimittel: Tabletten, Saft, Granulate, Kindersirup
- Bier
- Süße und weiche Backwaren, gefüllte Schokolade oder Bonbons

Besonders wichtig also für uns: Diabetiker-Süße, Medikamenten-Sirup, Zuckerfreies.

Was ist das mit diesen E-Nummern?

Grundsätzlich sind die E-Nummern in der Nahrung nichts Schlechtes. Im Gegenteil, eine E-Nummer vor einer Substanz bedeutet: Sie ist geprüft und als Lebensmittelzusatzstoff auf höchster europäischer Ebene zugelassen. Damit ist auch klar, dass diese Gültigkeit hat für den gesamten europäischen Raum – aber eben nur da. Das heißt bei Fernreisen: Etwas mehr Vorsicht und Aufmerksamkeit, und nicht: »Da ist kein E drin, das ist gut«. Es gibt eine Vielzahl. Für uns – bitte keine Angst vorm Auswendiglernen – ist jedoch nur eine kleine Anzahl von Bedeutung. Natürlich, uns interessieren die Zucker:

Traubenzucker als natürlicher Zucker ist in besonders vielen Früchten somit kein Zusatzstoff, hat also keine E-Nummer. Genauso ist es mit der Fruktose, dem Fruchtzucker. Auch er ist natürlicher Bestandteil. Milchzucker, ein Zucker ohne den Geschmack »süß« ist ebenso kein E. Alle diese Zucker müssen aber aufgeführt werden, wenn sie zugesetzt werden, z. B. Laktose in der Wurst – als Geschmacksverstärker.

Diese Zucker und Süßstoffe finden sich in unseren zeitgemäßen Lebens- und Genussmitteln

E-Nummer	Wo steckt das E drin?
E 420 = Sorbit	Den Namen hat Sorbit von der Eberesche (Sorbus). Hergestellt wird er technisch. Es ist etwa $3 \times$ so süß wie Haushaltszucker – und bindet Wasser. Zusatzstoff bei stark süßen und klebrigen Genussmitteln, bei Marzipan als Feuchthaltemittel und natürlicherweise im Bier. Für Kinder wichtig, dass dieser Stoff auch in Säften (Hustensaft z. B.) vorkommt und auch da Beschwerden erklären kann.
E 421 = Mannit	Auch in süßen und klebrigen Genussmitteln. Man findet den Namen häufig auf der Kaugummipackung.
E 967, E 965 = Maltit	Wie die vorher genannten, z. B. im Kaugummi, mit ähnlicher Eigenschaft und zu erwartenden Beschwerden.
E 966 = Laktit	Finden wir seltener, wird als Zuckeraustauschstoff für Diabetiker aus Milchzucker hergestellt, Beschwerden sind wie bei Milchzucker zu erwarten.
E 950 bis E 959	Süßstoffe bereiten keine Probleme. Alle diese sind keine Kohlenhydrate, liefern keine Kalorien. Sie vermitteln nur unseren Geschmacksknospen auf der Zunge den Geschmack »süß« in kleinsten Mengen, bis zu $2000 \times$ so intensiv wie Zucker (E 957 = Thaumatin). Eine Ausnahme mag das E 951 (Aspartam) sein hinsichtlich der Kalorien, da es sich hier um eine Eiweißverbindung handelt. Aber diese Stoffe kennt unser Verdauungssystem aus der Natur nicht.

Warum Nahrung krank macht

Artgerechte Ernährung

Der Dünndarm ist durchlässig für die Nährstoffe, aber völlig dicht für das, was uns schadet. Die Guten ins Töpfchen, die schlechten ins Kröpfchen. Wird der Dünndarm als wichtigster Teil der Verdauung auch deswegen so wenig gesehen in seinem Aschenputteldasein? Wir müssen das ändern. Er funktioniert mit Wasser, das die Darmwand durchströmt. Hinein kommen:

- mit der Nahrung 2 Liter
- mit dem Magensaft 1,5 Liter
- mit der Gallen- und Pankreasflüssigkeit 1,5 Liter
- durch die Wand einströmend 4 Liter

Ergibt zusammen etwa 9 Liter pro Tag.

Hinaus gehen:

- im oberen ⅓ des Dünndarmes 4–5 Liter
- im unteren Teil 3–4 Liter
- im Dickdarm 1–2 Liter

Der Körper bekommt jeden Tag 9 Liter Nährlösung als Kraftstoff zur Verfügung gestellt. Eine ganze Gießkanne voll. Doch was kommt alles in die Nährlösung hinein?

Eiweiß

Eiweißträger unserer Nahrung sind Eier, Fleisch, Milch, Kartoffeln, Nüsse und vieles andere mehr. Eiweiß wird in der Natur gebildet aus anderen Substanzen: Jeder Wurm in einem Apfel ist Eiweiß aus Kohlenhydraten und pflanzlichem Eiweiß. Jedes Steak entstand aus Gras auf der Weide. Eiweiß kennzeichnet Lebewesen. Es ist für uns wichtig zu wissen, dass es eine Vielzahl von Aminosäuren den Bausteinen des Eiweiß gibt. Der Mensch kann eine ganze Reihe dieser Aminosäuren nicht selber produzieren, obwohl er diese lebensnotwendig braucht, sie sind »essenziell«. Das bedeutet: Dass durch die Nahrung aufgenommenes Eiweiß für den Menschen lebensnotwendig ist, somit ist Eiweiß als Grundnahrungsmittel lebensnotwendig.

Fett

Das Fett des Körpers sind sogenannte Triglyceride. Das sind die potentesten Energieträger unserer Ernährung: 1 g hat 9 Kalorien. 2½-mal so viel wie Eiweiß oder Kohlenhydrate. Triglyceride bestehen aus langen Ketten – wie Halsketten, nur dass jede Perle ein Kohlenstoffatom ist, an das sich wiederum Wasserstoff anlagert. Diese Ketten sind die Fettsäuren, wir kennen das z. B. vom Öl. Wenn im Stoffwechsel die einzelnen Kohlenstoffteile nacheinander abgelöst werden, bekommt er Energie. Die Fettsäureketten sind im 3er-Kollier zusammengefasst, der Verschluss ist das Glycerin, wie ein E mit drei Armen konstruiert, es entspricht ½ Zuckermolekül. Glycerin kennen wir vom Frostschutzmittel im Autokühlwasser oder (hoffentlich nicht) im gepantschten Wein.

Auch Fett ist lebenswichtig

Fett liefert Energie, ist aber auch unverzichtbares Hilfsmittel zur Aufnahme von Vitaminen, den sogenannten fettlöslichen Vitaminen A, D, E, K, denen wichtige Aufgaben in unserem Körper zukommen. Die Triglyceride können wir auch selber bilden. Leider merken das viel zu viele Menschen in unserer Gesellschaft in zunehmendem Maße: Die in der Nahrung aufgenommenen Kohlenhydrate werden in Fett umgewandelt und in den Fettzellen als Energie für den Notfall abgelegt. Weil dieser Notfall eben in der Regel nicht eintritt, steigt deren Übergewicht bedrohlich an. In der Natur funktioniert das noch: Bären futtern sich dick, damit sie den Winterschlaf überstehen. Oder das Kamel, das mit Fett im Höcker die Wüste durchquert. Brauchen Lebewesen Energie, holen sie sich diese Perle für Perle aus dem Fett, indem sie das Fett verbrennen zu Kohlendioxyd und Wasser. Bemerken Sie die Ähnlichkeit zum Auspuff des Autos und damit die Ähnlichkeit der Energielieferung durch organische Substanzen? Jedenfalls eines steht fest: Wir können Fett zwar selbst herstellen, können aber nur mit fremd zugeführtem Fett Vitamine aufnehmen. Fett erhalten wir aus tierischen und pflanzlichen Quellen. Sie unterscheiden sich durch die Fettsäuren, Pflanzliche Fette sind durch die ungesättigten Fettsäuren gesünder, daher wird empfohlen ⅔ pflanzliche und ⅓ tierische Fette zu verwenden.

Kohlenhydrate

Fett und Eiweiß benötigen wir als lebenswichtige Stoffe für unseren Körper. Anders aber steht es um die Kohlenhydrate. Wir bekommen sie im Überfluss

Warum Nahrung krank macht

geliefert in Brot, Nudeln, Pommes, den Süßigkeiten, in Fertiggetränken usw. – nahezu überall. Die Folge ist, dass wir viel zu viele Kohlenhydrate essen und sich auch unser Dünndarm mit einer Flut von Nährmitteln beschäftigen muss, die er schon gar nicht mehr verarbeiten kann, und auch die hilfreichen Bakterien vermehren sich und breiten sich nach oben aus, sodass man sie häufig schon oben im Dünndarm nachweisen kann – bakterielle Überbesiedlung nennt man das. Ein Teufelskreis durch die Ernährung entsteht. Wir selbst verschlechtern die Bedingungen im Darm durch nicht artgerechte Ernährung. Kohlenhydrate sind wichtig für die Energieversorgung, aber sie sind nicht lebenswichtig wie Eiweiß oder Fett.

Vitamine und Mineralien: Schutz- und Reglerstoffe

Vitamine, Mineralstoffe und bioaktive Substanzen sind ebenso lebensnotwendig wie Fette und Eiweiß. Im Gegensatz zu diesen brauchen wir sie nur in kleinen, bisweilen sogar nur winzig kleinen Mengen zu essen. Im Körper werden sie zu ganz besonderen Zwecken eingesetzt. Vitamine und Mineralstoffe sind besonders wichtige Bausteine von Enzymen, Hormonen und Transportmechanismen in den Zellwänden.

Bioaktiven Substanzen schenkt die Wissenschaft erst seit kurzem ihre Aufmerksamkeit. Man weiß, dass vor allem die Farb- und Geschmacksstoffe aus Gemüse und Obst wichtige Schutzfunktionen erfüllen.

Kalzium und Vitamin D für das Wunderwerk Knochen

Der Knochen ist ein feines Gerüst aus vielen feinen Knochenbälkchen, faszinierender als der Eiffelturm: Äußerst tragfähig und enorm elastisch – besonders bei Kindern. Für ihren Aufbau braucht der Körper den Mineralstoff Kalzium, je nach Alter zwischen 500 und 1500 Milligramm am Tag – das ist schon eine Menge, die man auf einer Messerspitze aufhäufen kann. Kalzium verwendet der Körper auch überall dort, wo etwas entzündet ist. Auch einem Immunsystem auf Hochtouren kann man mit Kalzium einen kleinen Dämpfer verpassen. Für Sportler ist Kalzium neben Magnesium und Kalium ebenfalls ganz wichtig für die Muskelarbeit! Für die Knochen und, wie man erst seit kurzem weiß, auch für das Immunsystem ist Vitamin D sehr wichtig.

Am Darm bildet sich mithilfe des Vitamin D das Vitamin-D-Hormon. Seine Aufgabe ist, das Kalzium wie ein Taxi im Körperinnern an der Darmwand abzuholen und zum Knochen zu bringen. Dort wartet schon das Vitamin A: Das feuert die Knochen aufbauenden Zellen, die Osteoblasten, an. Im Immunsystem sorgt ausreichend Vitamin D dafür, dass es mehr Körperpolizisten (T4-Helferzellen) gibt, die Entzündungen im Zaum halten. Vitamin D ist hauptsächlich in fettreichen tierischen Lebensmitteln enthalten. Milch und Milchprodukte, Ei und Leber liefern die Hauptmengen an Vitamin D. Vitamin D ent-steht auch durch Sonnenlicht (siehe Info-Kasten).

Warum Kalzium nicht künstlich zugeführt werden muss

Viele Kalziumpräparate enthalten Milchzucker – ein Problem bei Laktose-Unverträglichkeit. Darüber hinaus stecken in vielen Kalzium-Brausetabletten Zusätze, die auch bei Fruktose-Unverträglichkeit Probleme machen können. Also am besten darauf verzichten. Können wir das? Sonnenlicht kurbelt die Vitamin-D-Eigenproduktion des Körpers an. Mit Sport, Wandern, anderer

---

INFO

Vitamin D durch Sonnenlicht bilden

In die oberen Schichten unserer Haut wird Cholesterin transportiert. Dort wartet es förmlich darauf, vom Sonnenlicht in wertvolles Vitamin D umgewandelt zu werden. Die Natur hat sogar vorgesorgt: Wer im Sommer ausreichend draußen ist, kann so viel Vitamin D bilden, dass es in der Leber für die dunklere Jahreszeit gespeichert werden kann. Allerdings ergibt sich in unseren modernen Zeiten ein Problem, das die Menschen früher so nicht kannten: Durch die durchlässigere Ozonschicht finden auch die hautschädigenden UV-Strahlen ihren Weg.

Daher raten Kinderärzte zu intensivem Sonnenschutz, oder besser noch dazu, Kindern auch im Sommer Langärmeliges und lange Hosen anzuziehen, außerdem den Kopf vor der Sonne zu schützen.

Leider wird dadurch auch die für die Vitamin-D-Bildung wichtige Wellenlänge (290–310 nm) von der Haut ferngehalten. Ein möglicher Ausweg aus dem Dilemma kann sein, in den Morgen- und späten Nachmittagsstunden die Ärmel hochzukrempeln und kurze Hosen anzuziehen und Sonnenschutz mit geringem Lichtschutzfaktor aufzutragen – oder auch mal ganz wegzulassen. Guten Gewissens dürfen alle Eltern sein, die »Sonnenschutz von innen« betreiben: Kinder, die schon ab dem Frühsommer täglich ein Glas Karottensaft trinken, bauen einen wirkungsvollen Zusatzhautschutz von innen auf. Der schützt in den Morgen- und Nachmittagsstunden und schmeckt außerdem ausgezeichnet – besonders gemischt mit Apfel- oder Orangensaft!

Warum Nahrung krank macht

körperlicher Betätigung »draußen« und dem Vitamin D aus der Nahrung (Pilze sind die einzigen pflanzlichen Vitamin-D-Lieferanten) braucht der Körper kein zusätzliches Vitamin D. Und das Kalzium? Am besten aus Milch, bei Laktoseproblemen eben laktosefrei. Täglich Milch (oder entsprechend als Joghurt oder Käse) liefert zusammen mit Gemüse, Obst und Nüssen genug Kalzium. Kalzium brauchen Kinder im Wachstum (8 bis 14) am meisten, weil es die Knochenbildung fördert. Deshalb morgens und abends (Tagesbedarf bei 10- bis 12-Jährigen: 1100 Milligramm). 4- bis 7-Jährige brauchen 700 Milligramm, Kinder zwischen 7 bis unter 10 benötigen 900 Milligramm Kalzium.

So viel Kalzium steckt in 100 g

Milchprodukte	
Milch*	120 mg
Joghurt*	130 mg
Saure Sahne*	110 mg
Quark*	85 mg
Gouda**	800 mg
Emmentaler**	1030 mg
Parmesan**	1100 mg
Hobelkäse**	1200 mg

*   ggf. laktosefrei kaufen
** gereifter Käse ist laktosefrei

Gemüse	
Brokkoli	105 mg
Grünkohl	210 mg
Endiviensalat	55 mg
Lauch	85 mg
Spinat	115 mg
Rukola	160 mg
Petersilie	180 mg
Samen und Nüsse	
Haselnüsse	225 mg
Leinsamen, geschrotet	200 mg
Mohn, gemahlen	1460 mg
Sesam, geschält	785 mg
Mandeln	250 mg

Für Kinder nur das Beste

Doch was aber ist das Beste? Auf der Zutatenliste sind alle Zutaten aufgeführt: Wovon am meisten drin ist, steht vorne, das Nächste ist in einer geringeren Menge drin und so weiter. Am Schluss stehen die Zusatzstoffe. Unter diesem Begriff werden Farb-, Aroma- und Konservierungsstoffe zusammengefasst. Generell gilt: Je kürzer die Zutatenliste, desto besser das Lebensmittel. Wie viel Zucker in einem Lebensmittel enthalten ist, erkennt man oft nicht auf den 1. Blick. Steht als 3. oder 4. Zutat Zucker, kann das durchaus in Ordnung sein. Folgen bald danach Glukosesirup, Malzextrakt und Maltodextrin oder Dextrose, ist der Anteil an Dickmachern erheblich.

Zusatzstoffe haben E-Nummern

Eine E-Nummer bedeutet nicht Grundsätzlich etwas Schlechtes. Allgemein aber gilt: Je weniger, desto besser. Unter den Zusatzstoffen unterscheidet man natürliche/ naturidentische und synthetische (künstliche). Die natürlichen und naturidentischen Aromastoffe kommen in der Natur vor und sind dem Körper vertraut, auch wenn sie im Labor hergestellt wurden (naturidentisch). Synthetische Aromastoffe kommen in der Natur nicht vor und stellen den Körper, vor allem das Immunsystem, vor besondere Herausforderungen. Wer gesund essen möchte, sollte die Zahl und Menge der synthetischen Zusatzstoffe so niedrig wie möglich halten. Die Reformwaren- und die Naturkostbranche haben sich besonders strenge Richtlinien auferlegt. Von den gut 400 in der EU erlaubten werden nur rund 60 verwendet.

Achten Sie auf die Fettqualität

Bevorzugen Sie Lebensmittel, die mit pflanzlichen Fetten hergestellt sind. Kaufen Sie seltener Lebensmittel ein, die auf der Zutatenliste »Fette, zum Teil gehärtet« ausweisen. Bei der Fetthärtung entstehen Trans-Fettsäuren, die statt der wertvollen mehrfach ungesättigten Fettsäuren in die Zellwände eingebaut werden und dort den optimalen Stoffwechsel verhindern. Sie können sogar den Cholesterinspiegel erhöhen und stehen im Verdacht, dem Darm zu schaden. Gehärtete Fette werden häufig in Fertiggerichten, Suppen, Saucen, Desserts, Dressings und Süßigkeiten eingesetzt. Bioprodukte und Reformwaren werden generell ohne gehärtete Fette hergestellt.

Gentechnik

Häufig wird die Frage gestellt, ob gentechnisch veränderte Lebensmittel eine Fruktose-/Sorbit-Unverträglichkeit verschlechtern oder Allergien auslösen. Diese Frage kann bisher niemand beantworten. Zurzeit gibt es in Deutschland keine unmittelbar gentechnisch veränderten Lebensmittel zu kaufen. Laut EU-Verordnung müssen sie deklariert werden und jeder, der sie nicht essen möchte, kann ihnen aus dem Weg gehen. Anders ist es mit gentechnisch verändertem Tierfutter. Nachgewiesen ist inzwischen, dass Bruchstücke gentechnisch veränderten Erbguts in der Kuhmilch landen und auch durch den menschlichen Darm in unser Blut gelangen können. Was sie dort tun, ob sie Schaden anrichten oder völlig ungefährlich sind, vermag noch keiner zu sagen.

Warum Nahrung krank macht

Die Arterhalt-Diät

Ein leerer Darm ist niemals völlig leer. Ein leerer Darm ist voller Leben. Ja, wir werden bevölkert von Lebewesen in unserem Inneren, wir brauchen sie sogar zum Leben. Die Gemeinschaft mit Bakterien hat sich über viele 100 000 Jahre entwickelt. Nach Schätzungen hat ein erwachsener Mensch rund 1,5 kg Bakterien im Darm, ca. 100 Milliarden, 10 × mehr als Körperzellen. Dass diese nicht nur gutartig für unseren Körper sind, sogar auch nützlich und unverzichtbar, belegen die allseits bekannten häufig auftretenden schweren Verdauungsstörungen nach Behandlung mit Antibiotika.

Unterschiedliche Bakterien bevorzugen unterschiedlichen Nährstoffmix zum optimalen Wachstum, jede Art bevorzugt ihre Mischung, aber die Grundzusammensetzung ist im Wesentlichen gleich. Das ist vergleichbar mit Blumendünger. Auch unser Darminhalt ist so eine Nährstoffmischung. Der Bewuchs der uns zugehörigen natürlichen Bakterien, die so dicht wie ein Rasen die Darmoberfläche besiedeln, ist das Ergebnis einer menschentypischen und Menschen erhaltenden Bakterienmischung.

Die Wohngemeinschaft Mikrobe/Mensch ist in Gefahr

In Amerika macht man sich Sorgen. Im Broad Institut in Cambridge sieht man den Menschen als Mischwesen verschiedener Kreaturen. Wenn man das vielleicht vordergründig Erschreckende dieser Vorstellung überwunden hat, ist das eine irgendwie logische und verständliche Vorstellung. Man macht sich Sorgen um dieses Mischwesen, das in Gefahr gerät durch den negativen Einfluss unseres modernen Lebensstils. Die Wohngemeinschaft aus Mensch und Mikrobe ist in Gefahr.

Man stellt fest, dass Zucker und Kohlenhydrate im Übermaß unsere Bakterien, die uns am Leben halten, schädigen und verändern. Die Bakterien vermehren sich unnatürlich, verändern sich möglicherweise, wahrscheinlich auch darüber hinaus über einige Generationen ihre Zusammensetzung, sodass allein schon durch diese falsche Fütterung und deren Folgen die Gesundheit des Einzelnen und sogar über längere Zeit gesehen der »Bestand« der Art Mensch gefährdet wird. Wir kennen das Phänomen aus der Natur, das Verschwinden von ganzen Arten durch Veränderung der naturgegebenen Lebensräume.

Stehen unsere Bakterien auf der roten Liste?

Konferenzen für Arterhalt sind inzwischen üblich. Warum also keine Konferenz für den Menschen? Stehen denn zumindest unsere Bakterien auf der roten Liste? Was passiert mit uns Menschen, wenn die Billionen Bakterien sich verändern und damit auch das Mischwesen Mensch verändern? Können wir das überleben? Der Schlüssel der Überlegung ist der hohe Konsum von Zucker in unserer Ernährung. Zucker ist ein Bestandteil der Nährlösung, und wir verändern damit unsere innere Nährlösung: Die alteingesessenen bewährten Bakterien werden abgelöst durch neue, die unser Körper nicht kennt – möglicherweise verheerend für den Einzelnen jetzt und für die Menschheit in der Zukunft.

Der Mensch – und andere Tiere

So neu ist das alles nicht. Mein Großvater war Tierarzt und ich habe von ihm ein Buch geerbt, das sich »Vergleichende Anatomie der Haustiere« nennt. Es ist vor mehr als 100 Jahren erschienen, gilt aber immer noch. Da kann man nachlesen, dass die Kuh, um ihr Gras zu verdauen, 4 Mägen braucht, und ihr Darm ist ca. 50 m lang. Dazu muss sie den ganzen Tag lang wiederkäuen, und sie braucht Unmengen Gras zum Leben. Und sie hat trotzdem ihr ganzes Leben Blähungen und Durchfall. Gras besteht aus Ballaststoffen.

Ebenso das Pferd. Es frisst ebenfalls Ballaststoffe und hat ebenfalls einen langen Darm: 45 m. Diese Länge bewirkt auch, dass ein Pferd sterben kann, wenn es etwas Blähendes gefressen hat. Der Tierarzt muss dann auch mal mit einer Nadel in den Bauch stechen, damit das Gas entweichen kann, weil der Weg nach hinten viel zu lang ist. Auch ein Huhn ist perfekt auf Körner eingerichtet: Der Hühnermagen ist wie eine Mühle aufgebaut und hat Steine drinnen, die das Huhn frisst. Das Huhn lebt also von selbstgemahlenem Mehl, da der Magen wie ein Mahlstein die Körner zerreibt.

Aber Ballaststoffe sind doch soooo gesund!

Tiere können Ballaststoffe verdauen, doch der Mensch kann das nicht, und das sollten alle wissen, die glauben, jede Menge Ballaststoffe, auch allzu viel Vegetarisches wäre die Lösung für eine gesunde Ernährung. Falsch! Denn die belasten den Körper mit Dingen, die wir mit unserem gerade einmal 8 m langen

Warum Nahrung krank macht

Darm nicht verdauen können – das gibt allein schon Blähungen und vieles mehr.

Doch warum haben wir einen kurzen Darm, kürzer als jedes andere Lebewesen (bezogen auf die Körpergröße natürlich). Natürlich, der Mensch hat sich vor Hunderttausenden von Jahren von den übrigen Lebewesen abgesetzt, weil er das Feuer entdeckt hatte. Dank Kochen, Braten und Grillen wird die Nahrung vorverdaut. Wir können mehr Energie und Nährstoffe aus dem Angebot ziehen. Das setzte neue Nährstoffe frei, das reicherte die Nahrung mit Energie an. Achtung, Rohköstler, ihr lebt vielleicht an Eurem Baumuster vorbei. Werden wir wirklich besser, wenn wir in den Stall zum Essen gehen?

Vorsichtig umgehen mit dem Blähtopf Kohlenhydrate

Zur besten Sendezeit brachte kürzlich das Hessische Fernsehen eine Dokumentation unter dem Titel »Von wegen gesund – der Mythos von den Ballaststoffen«. Eine Patientin mit Krankheits-Odyssee über viele Jahre hatte sich im guten Glauben und nach Empfehlung sehr ballaststoffreich ernährt. Verheerend, wie sich herausstellte. Denn nach Beratung und Umstellung auf eine Ernährung mit reduziertem Ballaststoffanteil ging es ihr wieder gut. Ihr Darm war mit den großen Ballaststoffmengen einfach nicht mehr fertig geworden.

Was der Ernährungswissenschaftler Prof. Maximilian Ledochowski aus Innsbruck in dieser Sendung aufzeigte, können wir nur zu gut bestätigen und noch vertieft betonen für die Patienten mit Kohlenhydrat-Unverträglichkeiten. Ballaststoffe, wie verbliebener Zucker, sind Kohlenhydrate und werden bakteriell verdaut – verlangsamt und dauerhaft oder schnell und explosiv. Beides aber belastet den Körper. Die Konsequenz auch bei betroffenen Kindern ist: Vorsichtig umgehen mit dem Blähtopf Kohlenhydrate. Eine Verminderung der Ballaststoffe kann schon eine Besserung bedeuten. Und durch Quellstoffe, Verdickungsmittel etc. in unserer Fast-Food-Ernährung steigt die unerkannte Belastung ständig – Armer Darm!

Nicht zu viele Kohlenhydrate essen

In anderen Ländern kann man lesen und erleben: Der Mensch sei für weniger als über 50 % Kohlenhydrate konstruiert. In jedem Fall aber, wenn Beschwerden da sind: Bedenken Sie die vielen Kohlenhydrate in Brot, insbesondere Schwarzbrot, Kartoffeln, Nudeln, Reis und die oft nicht gesehenen in weichen Süßigkeiten, zuckerfreien Süßigkeiten, zuckerfreiem Kaugummi etc. Es muss Obacht gegeben und bei Beschwerden eben einmal verzichtet werden. Auf jeden Fall ist einmal die Überlegung angebracht, ob denn wirklich bei der durch Zucker-

Unverträglichkeit gestörten Verdauung Vitamine und Mineralstoffe, auch die Mikronährstoffe, nicht auch schlechter verwertet werden, wenn die Aufschlüsselung erst im Dickdarm erfolgt – dort, wo die Vitaminaufnahme längst nicht mehr, oder wenn überhaupt, so doch wohl reduziert stattfindet.

Abnehmen mit Glukose

Zugegeben, es ist vieles spekulativ, was folgt, und das, was schlüssig ist, ist noch lange kein Patentrezept zum Abnehmen, und davon sind wir, das sei hier gleich klargestellt, ganz weit entfernt. Wir beobachten bei unseren Untersuchungen immer wieder, in jedem Fall über alle Erwartungen hinaus, dass unsere Patienten oft schon während der Tests über Hunger, riesigen Hunger, klagen. Natürlich, sie sind dann auch viele Stunden am Morgen nüchtern gewesen. Aber warum klagen sie über Hunger besonders nach der Belastung mit Fruchtzucker und mehr noch nach Sorbit? Nicht aber, oder deutlich weniger, nach der Testung mit Milchzucker?

Wir wissen, dass im letzteren Fall der Test zur Verwertung von Traubenzucker und Galaktose führt. Beide werden nach der Aufspaltung des Milchzuckers frei und direkt von der Darmschleimhaut aufgenommen und dem Körper zugeführt. Anders aber bei Fruchtzucker und Sorbit: Beide benötigen den GLUT-5-Mechanismus.

Traubenzucker zügelt den Appetit

Nicht nur durch den Transport durch die Darmschleimhaut unterscheiden sich diese genannten Zucker, Traubenzucker auf der einen, Fruchtzucker und Sorbit auf der anderen Seite. Bei unseren Überlegungen ist etwas ganz anderes von Bedeutung: Traubenzucker spielt in unserem Gehirn in den Bereichen, in denen die Regulationen unseres Essverhaltens stattfindet, eine Rolle, die unter den Zuckern nur ihm alleine zu eigen ist. Traubenzucker hat einen direkten Einfluss auf den Appetit. Er bremst das Hungerzentrum. Damit steht der Traubenzucker als Faktor der Sättigung neben dem Fett (Leptin), der Spannung der Magenwand (Ghrelin) und den vielen anderen Mechanismen, die den Appetit und unser Essverhalten beeinflussen (S. 82).

Fruktose macht hungrig

Fruchtzucker und Sorbit dagegen stehen außerhalb dieser Regulation: Sie verstärken sogar den Appetit, sie bewirken ein Hungergefühl, und das könnte neben ihrer Kalorienzufuhr eine weitere Erklärung sein für die Gewichtszunahme von vielen Kindern und Diabetikern, wenn sie viel Fruchtzucker, Sorbit und verwandte Zucker essen. Dass dieser Effekt durchaus sogar wahrscheinlich ist, zeigen die Beobachtungen aus unserer Praxis: All unsere Patienten, die nach der Ernährungsberatung den Traubenzuckeranteil steigerten und den Fruktose- und Sorbitanteil reduzierten, nahmen an Gewicht ab.

Süß erregt das Gehirn

Aber zurück zu Fruchtzucker und Sorbit. Gibt es weitere Erklärungen? Zunächst stellen wir fest: Glukose hat eine direkte Wirkung auf unsere Essregulation, die anderen Zucker nicht. Sorbit steckt als sehr süße Substanz in einer Vielzahl von Genusswaren. Fruchtzucker wird häufig in »neumodischen« Getränken (Softdrinks, Wellnessdrinks) und ebenfalls in Genussmitteln gefunden. Die Geschmacksrichtung »süß« ist in modern konfektionierten Gerichten und Getränken außerordentlich intensiv. Diese Intensität des Geschmacks auf unserer Zunge mag man vergleichen mit lauter Discomusik im Ohr.

Süß, sauer, salzig, bitter

Wir verfügen über 4 Geschmacksqualitäten: süß, sauer, salzig, bitter. Eine weitere, umami genannt, geht über die süße-empfindlichen Zellen und vermittelt Fleischgeschmack. Wir kennen diesen Geschmack vom Glutamat. Allen Geschmackszellen ist eines gemeinsam: Sie haben den jeweiligen Geschmack erkannt. Die Weiterleitung des Impulses erfolgt über immer den gleichen Neurotransmitter, das Glutamat, das von der Basis dieser Geschmackszellen den Geschmackseindruck an die Nerven zum Gehirn weitergibt. Das bedeutet, dass wir hier möglicherweise eine Erklärung haben, warum Glutamat die bekannte Wirkung als Geschmacksverstärker hat. Glutamat wirkt über Bahnen, die die wichtigsten erregenden Eingänge von den Sinnesorganen zur Gehirnrinde leiten. Der starke süße Geschmack wirkt erregend auf das Gehirn.

Serotonin sorgt für gute Laune

Über Serotonin werden viele unserer psychischen Funktionen kontrolliert. Serotonin wird durch Zucker gelockt, aber nur sehr kurzfristig, und durch das schnelle Absenken wird die Stimmung eher schlechter und eine erneute Zuckerzufuhr wird angefordert – bis hin zu einem fast suchtähnlichen Verhalten. Machen wir hier einen Schnitt und gehen eine Stufe höher, in unser Gehirn. Dort sind ganz tief, ganz zentral in den entwicklungsgeschichtlich ältesten Teilen die Zentralen für Sättigung und Hunger. Beide sind als getrennte eigenständig funktionierende Einheiten bekannt. Die Kurzzeitregulation der Nahrungsaufnahme wird hier gesteuert: Der Spiegel des Traubenzuckers steigt im Blut an. Sein Ansteigen wird registriert von beiden, vom Sättigungs- und vom Hungerzentrum. Man hat hier traubenzuckerempfindliche Nervenzellen, die die Freisetzung einer weiteren Substanz hemmen, die Hungergefühle verursacht, das Orexin. Dadurch entsteht das Gefühl der Sättigung.

Und wir betrachten noch dazu den Neurotransmitter Dopamin. Dopamin bremst das Hungerzentrum und steht damit in der Wirkung gleich den »Weckaminen«, die bekannt sind als suchterzeugende Substanzen und den Stress-Transmittern ß-Adrenergika.

Glutamat macht Appetit

Dopamin spielt eine große Rolle als aktivierender Neurotransmitter. Alle Geschmacksimpulse laufen in den Geschmackszellen in der Zunge auf diesen Stoff hinaus. Und jetzt im Gehirn: Glutamat ist der wichtigste Transmitter für erregende Nervenübertragung ganz allgemein bis hin zur Sucht zuständig. Und genau diese Substanz gelangt durch unsere Ernährung noch zusätzlich in den Darm zur Verdauung und führt auch hier mit einer gewissen Wahrscheinlichkeit zum vermehrten Appetit, zur nicht kontrollierten Nahrungsaufnahme, zur Fresssucht. Und auch das mag ein Grund sein, dass Studien eine Gewichtszunahme belegen bei Glutamatzusatz in der Ernährung. Somit sind 3 Punkte für unsere Ernährung wichtig zur Regulation unserer Nahrungszufuhr:

▌ 1. verstärkter Einsatz von Traubenzucker
▌ 2. Verzicht auf Fruchtzucker und Sorbit im Übermaß
▌ 3. Einschränkung von Glutamat auf physiologische Mengen

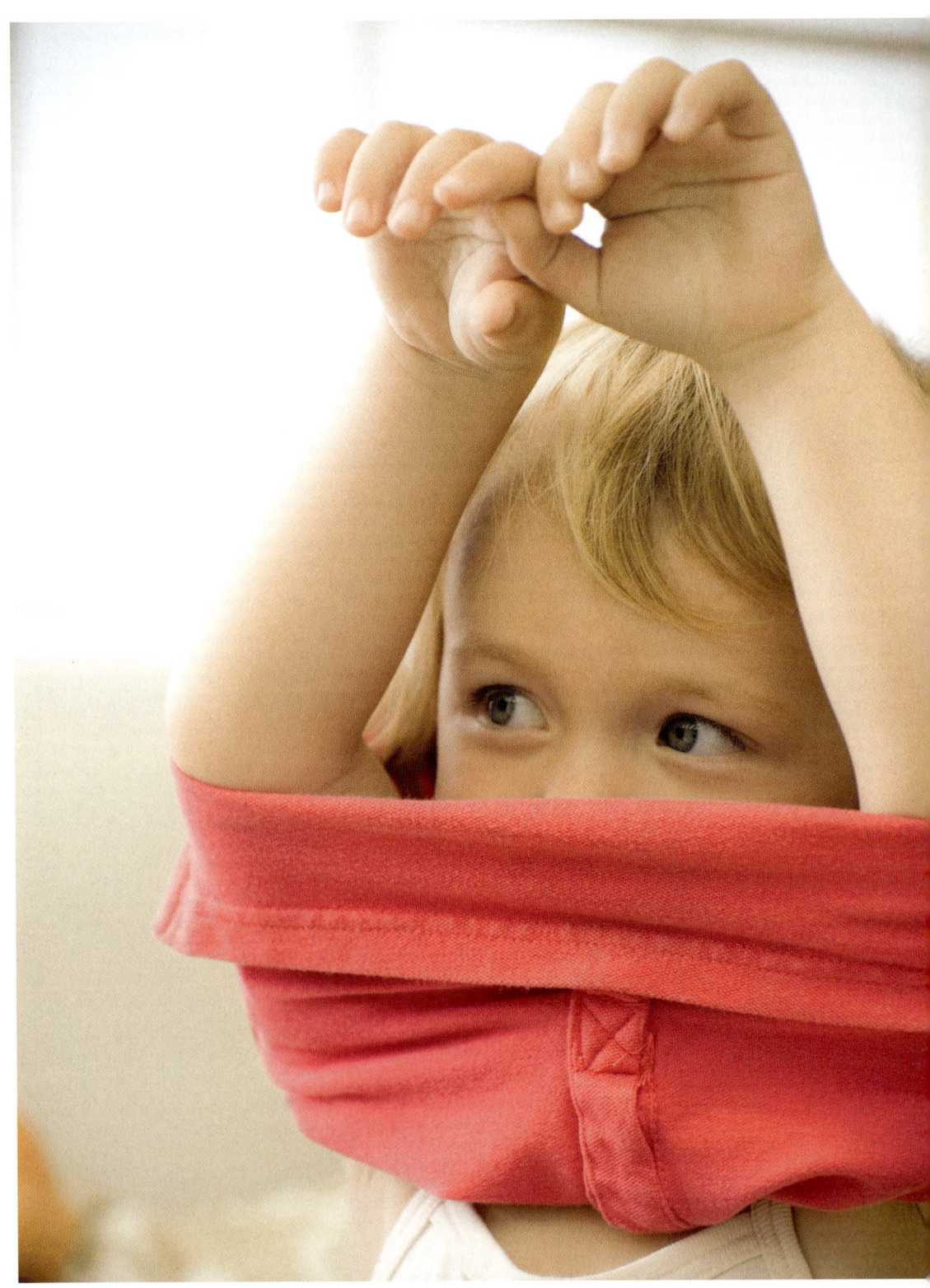

Diagnostik

Die Untersuchung auf Unverträglichkeit von Kohlenhydraten ist
angezeigt bei allen chronischen
Bauchbeschwerden. Hier erfahren
Sie, welche Verfahren Sinn machen
und welche nicht.

Diagnostik

Verdauungsstörungen lassen sich messen

Bei einer stattfindenden Vergärung im Darm passiert etwas, was wir auch von vergärenden Speisen oder der Produktion von Wein, Apfelwein oder Bier kennen: Es entsteht Gas. Beim Apfelwein sieht man die Glasblasen im Gärröhrchen richtig blubbern. Das ist Kohlendioxyd (CO_2). **Ca. 10 Gramm Zucker (egal welcher) vergären im Darm zu ca. 2 Liter Kohlendioxyd.** Das entspricht einem Luftballon, den wir plötzlich im Bauch haben. Wundern wir uns da noch über Völlegefühle, Druck, Luftnot, weil das Zwerchfell nach oben gedrückt und nicht mehr hinreichend Spiel nach unten beim Einatmen hat? Wohin mit dem Gas? Weil das Molekül zu groß ist, ist der Weg durch die Darmwand nicht möglich, also bleibt der Weg nach unten der einzig mögliche: Es muss raus – und der Betroffene muss sich schämen.

Bei der Gelegenheit der Gärung entsteht auch Wasserstoff, was sonst im Körper nicht produziert wird. Weil dieses Gasmolekül so klein ist, geht es durch die Darmschleimhaut, gelangt in das Blut und wird damit in die Lungen transportiert. In der Atemluft haben wir unseren »Auspuff« für gasförmige Substanzen, es wird ausgeatmet und mit unserem elektrochemischen Gerät gemessen. Das ist die Diagnose. So einfach ist das. Was sind die Indikationen? Oder: Wer ist Kandidat fürs Messen?

Wer Kandidat fürs Messen ist

Generell ist die Untersuchung auf Unverträglichkeit von Kohlenhydraten angezeigt bei allen chronischen Beschwerden im Bauchbereich. Hier aufgeführt als häufige Beispiele sind

- Sodbrennen, Völlegefühl,
- Schmerzen, Blähungen,
- chronische Durchfälle.

Wir haben auch Hinweise auf mögliche Zusammenhänge mit Kopfschmerzen bis zur Migräne, Mundgeruch, bei Kindern auch mit psycho-motorischen Unruhezuständen, Bauchschmerzen in der Schule, auch Entwicklungsstörungen. Es muss nach unseren Erfahrungen auch nicht, wie manche meinen, die Symptomatik des Bauches vorhanden sein. Gerade bei Kindern ist häufig nur die

Unruhe bis hin zu ADHS-Symptomen vorhanden. Ähnliches passiert auch bei Erwachsenen. Das Gleiche gilt auch für Migräne, Mundgeruch und sicher auch für manch andere Symptome.

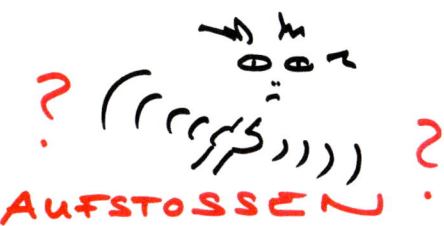

Warum Endoskopie kaum Ergebnisse liefert

Die endoskopische Diagnostik des Magens (Gastroskopie) und Dickdarms (Coloskopie) sind in der Regel nicht nur unergiebig und damit teuer (erst recht dann, wenn die Untersuchung häufiger wiederholt wird »Weil man nicht mehr weiter weiß«), sondern häufig wird der Patient in eine Ecke gedrängt, in die er einfach nicht hineingehört: Das ist die Ecke der Anstellerei, Wehleidigkeit, der seelischen Gründe bis zur Psychotherapie. Viele der Betroffenen wissen davon ein bitteres Lied zu singen. Es klingt so

einfach wie es ist: Jedes Organ reagiert im Krankheitsfall so, wie es kann. Und damit hat die Erkrankung eines jeden Organs in der Regel ein eigenes typisches Gesicht.

Das bedeutet: Blähungen, Gurgeln, Völlegefühl etc. sind nicht das Gesicht des Magens oder des Dickdarms. Sie sollten demnach auch nicht so häufig locker als »chronische Gastritis«, »nervöser Magen« oder als »Reizdarm« etc. zugeordnet werden. Selbst die Feststellung »der Magen drückt« ist nicht entsprechend und somit zu vermeiden.

Licht ins Dunkel bringt Atem- bzw. Kapnodiagnostik

Die Atem- oder Kapnodiagnostik ist die Analyse von mit der Atemluft ausgeatmeten Stoffen. Der Name hat seinen Ursprung im Griechischen (griechisch Kapnos = Atem). Generell kann man gasförmige Stoffwechselprodukte der Verdauung messen und erhält damit Informationen über Funktion oder Fehlfunktion der Verdauungsorgane. Alle Atemtests sind Funktionstests und basieren auf der Untersuchung von Abbau-

produkten vorher zugeführter definierter Testsubstanzen.

Wie die Abgassonderuntersuchung beim Auto: Beim H_2-Atemtest muss man eine gewisse Menge aus der Kohlenhydrat-Familie trinken und anschließend in ein Gerät pusten, das das Gas Wasserstoff (H_2) in der Atemluft misst. Dieser normalerweise in niedrigen Bereichen konstante Wert steigt an, wenn im

Diagnostik

Dünndarm Zucker (und verwandte Substanzen) nicht aufgenommen (resorbiert) werden und dann durch bakteriellen Abbau Wasserstoff entsteht.

Der H_2-Atemtest

Bewährt hat sich die Untersuchung mit Laktose (Milchzucker), Fruktose (Fruchtzucker) und Sorbit. Damit haben wir die häufigsten Auslöser in der Ernährung von chronischen Bauchbeschwerden erfasst. Als wichtig hat sich der Vortest mit Traubenzucker bewährt, mit dem eine bakterielle Überbesiedelung erkannt werden kann. Der Patient trinkt diese Substanzen gelöst in Wasser. Dazu pustet man in ein spezielles Gerät, das einem höchst empfindlichen Gasspürgerät für Wasserstoff entspricht. Die letzte Mahlzeit sollte nicht später als 12 Stunden vorher eingenommen werden. Hierzu zählen auch: keine gesüßten Getränke, Wein, Bier etc. Morgens nur den Mund spülen, keine Zahnpasta, kein Mundwasser, kein Kaugummi. Die Untersuchung findet in der Regel an 3 Tagen vormittags statt. Der Test dauert insgesamt 2 Stunden und ist nicht belastend.

Oft allerdings verspürt der Patient die typischen Beschwerden und kann so auch selbst einen Bezug zu seinem Leiden herstellen. Häufig sind Blähungen, Rumoren und Durchfall, Bauchschmerzen – in seltenen Fällen kolikartig – aber nie bedrohlich. Bei positivem Testergebnis haben wir die Ursache für viele Beschwerden gefunden. Abhilfe schafft die entsprechende Umstellung der Ernährung. Im Rezeptteil des Buches finden Sie Tipps zur Umstellung und leckere Rezepte, ganz den Bedürfnissen von Kindern angepasst (S. 96).

Warum die Untersuchungen Sinn machen

Über Jahre hinweg haben wir den Milchzucker im Auge gehabt. Die Unverträglichkeit des Milchzuckers ist ja seit langer Zeit bekannt. Früher stellte man die Diagnose durch »Auslassdiät«, dann auch durch Belastung mit Milchzucker und Bestimmung des Blutzuckers. Beide Methoden sind nicht genau und haben keinen Platz mehr in der Diagnostik, wenngleich die Untersuchung aus dem Blut auch heute noch in vielen Praxen durchgeführt und abgerechnet wird.

Der Atemtest zeigt den Weg zur Dünndarmfunktion. Bei unseren Patienten blieben, wenn man einmal den Patienten auch da, wo man als Arzt nicht weiterweiß, ernst nimmt, einfach zu viele übrig mit glaubhaften Beschwerden und solchen, die für den Dünndarm typisch

Warum Sie IgG- und IgG4- Allergietests vergessen können

Oft kommen Patienten zu uns, verunsichert mit ihrem Essen, teilweise mit geradezu zwanghafter Selbstbeobachtung und auf ein Minimum reduzierter Nahrungszufuhr – oder verzweifelt, weil »schon wieder eine teure Untersuchung nicht gefruchtet« hat. Dann legen viele ein Papier vor: darin aufgezählt ihre »Allergien gegen getestete Nahrungsmittel«, häufig knapp 100, samt Ernährungsvorschlägen und Medikamenten.

Abgesehen von dem Geld, abgesehen von der Unübersichtlichkeit, das Ergebnis in das tägliche Leben zu übersetzen, abgesehen von der möglichen Fehlernährung – die ganze Untersuchung ist hochgradig anzuzweifeln. Warum? Alle Fachgesellschaften in Deutschland, Österreich, der Schweiz, die Allergiewissen verkörpern, sind sich auf der Basis eines »Europäischen Task Force Report« einig, dass der teure Test untauglich ist zur Feststellung einer vorliegenden Nahrungsmittelallergie. So wurde auch die Leitlinie formuliert: »Keine Empfehlung für IgG- und IgG4-Bestimmungen gegen Nahrungsmittel.«

Antikörper sind kein Hinweis auf eine Allergie

Im Klartext: Wir essen etwas. Der Körper, oder besser unsere Immunzellen im Dünndarm (80 % unserer gesamten Immunzellen arbeiten dort), reagieren laufend auf Nahrungsbestandteile. Die dabei entstehenden Antikörper sind die Reaktion im Augenblick darauf. Das ist schlichtweg ein natürliches Verhalten unseres Körpers. Die Antikörper sind nicht schädlich und auch kein Hinweis auf Schädliches. »Das Vorhandensein dieser Antikörper ist voraussichtlich eher günstig als schädlich für das betreffende Individuum«, meinen die Fachgesellschaften. Das ist interessant: Da wird aus einem normalen Verhalten unseres Körpers eine Krankheit gemacht! Mit oft auch teuren und schädlich einengenden Therapievorschlägen. In jedem Fall ist diese Messung der normalen Reaktion des Körpers dann wohl auch eine Begründung für häufige Feststellungen eines Patienten nach einem zweiten Test: Da waren alte Allergien fort – und dafür neue da, und das Spiel beginnt von vorne.

Nahrungsmittel-Allergien lassen sich nur auf der Haut testen

Also die Moral von der Geschichte: Lassen Sie das Geld für solche Untersuchungen (IgG4-Antikörper im Serum) in der Tasche! Eine Allergie gegen Nahrungsmittel lässt sich nur auf der Haut testen. Und bitte daran denken: Diese Allergien machen meist Hautsymptome. Chronische Darmsymptome wie die, von denen wir in diesem Buch sprechen, haben meist andere Ursachen.

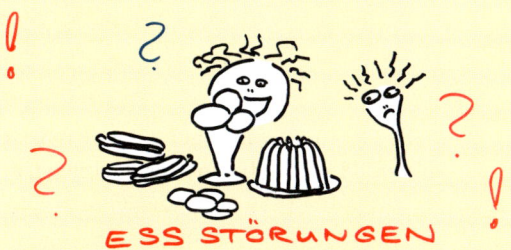

ESS STÖRUNGEN

sind. So nahmen wir im Jahre 2000 den Test mit Fruchtzucker hinzu. Was zunächst als vorsichtiger Versuch geplant war, ergab fast 3-mal so viele positive Ergebnisse wie bei Milchzucker.

Laktose + Fruktose + Sorbit

Aufgrund dieser Erfahrungen nahmen wir kurz darauf noch Sorbit hinzu. Das Ergebnis war geradezu umwerfend. Es lässt sich klar belegen, wie groß die Bedeutung dieser Zucker ist, die unseren Kindern und Jugendlichen täglich in immer größerem Umfang zugeführt – besser wäre wohl zugemutet – werden. Das ist der Stand von heute: Milchzucker, Fruchtzucker und Sorbit werden routinemäßig untersucht. Vorgeschaltet ist eine Untersuchung mit Traubenzucker (Glukose). Hier erhalten wir Information darüber, ob sich in weiter oben gelegenen Teilen des Dünndarms Bakterien angesiedelt haben (Bacterial Overgrowth Syndrom). Normalerweise findet man dieses Syndrom der bakteriellen Über-

besiedlung bei Patienten, bei denen z. B. große Operationen im Magen-, Darm-, und/oder Bauchspeicheldrüsenbereich durchgeführt wurden – und auch und gerade bei denen ist es wichtig, den Test durchzuführen. Unerwartet häufig fanden wir bakterielle Überbesiedlung bei unseren Patienten. Es ist offensichtlich, dass der zunehmende Verbrauch von Süßigkeiten zu einer Verschiebung der Besiedlung des Dünndarms führt. Bei unseren Patienten konnten wir dagegen ein Auftreten unter Traubenzucker nicht beobachten.

Wie häufig Nahrungsmittelunverträglichkeiten auftreten

Selbst die ganz Kleinen können Beschwerden bekommen, und man kann und sollte das bestimmen. Unsere Babys (3 haben wir positiv getestet) waren wegen ungeklärter Beschwerden zu uns gekommen, und es konnte nach einer Ernährungsumstellung geholfen werden. Warten Sie nicht bis zum 3. oder 5.

Unsere erschreckende H_2-Atemtest-Statistik bei Erwachsenen und Kindern (2000–2009)

Untersuchte Patienten	3392
Auf Laktose, Fruktose und Sorbit positiv getestet	1058
Auf Fruktose und Sorbit positiv getestet	2113
Negativ getestet	148
Getestete Kinder und Jugendliche ($^1/_2$–16 Jahre)	317
positive Ergebnisse bei Kindern	99 %
Zwischen Januar 2006 und Juli 2009 hatten lediglich 9 Patienten keine Sorbit-Unverträglichkeit.	

Lebensjahr: Warum müssen Kinder bis dahin Beschwerden haben oder sogar Entwicklungsstörungen, von den negativen Einflüssen auf ihr Essverhalten ganz zu schweigen. Die frühe Diagnostik erfordert nur etwas Geduld.

Die hohe Zahl der positiven Ergebnisse nach Belastung mit Fruktose oder Sorbit bei diesen Patienten, die wegen ungeklärten Beschwerden im Bauchbereich von anderen Ärzten überwiesen wurden, überrascht. Insbesondere bei Kindern, die zunehmend von Kinderärzten überwiesen wurden, ließ sich eine Sorbit-Unverträglichkeit nachweisen in ca. 95 % der Fälle. Die Zahl der Laktose-Unverträglichkeiten stimmt dagegen mit den gängigen Statistiken überein, die für den Mitteleuropäer eine Häufigkeit von 10–15 % annehmen.

INFO

Und was ist mit den Pilzen im Darm?

Eine der wohl beliebtesten Übungen in der täglichen Praxis ist die Untersuchung auf Pilze. Weil auch häufig Pilze gefunden werden, werden überaus häufig Pilzbehandlungen durchgeführt. Auf dem Buchmarkt finden wir zahlreiche Bücher zum Thema. Pilzkuren muss der Betroffene selbst bezahlen, sie sind sehr teuer. Haben die Krankenversicherungen Grund, die Kostenübernahme abzulehnen? Mit großer Regelmäßigkeit aber hört man von Patienten: »Es ging etwas besser während der Behandlung, schon, aber danach war alles wieder beim Alten.«

Diese Pilze sind ganz normale Schimmelpilze. Wir finden sie nicht nur überall in unserer täglichen Umgebung, wir verdanken ihnen auch vieles, auch viele köstliche Käsesorten. Unser Körper ist über die ganze Geschichte der Menschheitsentwicklung gewohnt, sich gegen Pilze durchzusetzen. Doch für Pilze gilt auch: Je mehr Nahrung sie finden, desto häufiger und zahlreicher treten sie auf.

Und Pilze ernähren sich von Zucker bzw. Kohlenhydraten. Je mehr Zuckersubstanzen unserem Körper zugeführt werden, je mehr Zucker im Falle der Aufnahmestörung im Dünndarm verbleibt, desto größer ist die Wahrscheinlichkeit, Pilze in größerer Anzahl im Darm zu finden.

Pilze sind keine Krankheit

Im Normalfall wird mehr von den Pilzen geredet – und mehr Geld für die Behandlung ausgegeben – als notwendig. Der billigste Weg ist, diesen Organismen die überreichlich angebotene Nahrung zu entziehen, den Zucker. Das reicht in der Regel jedenfalls aus zur Besserung der Beschwerden – wenn diese denn überhaupt von den Pilzen kamen. Natürlich kann auch ein krankhafter Befall vorliegen. Dann hat der Körper aber in der Regel so starke Abwehrdefizite, dass eine ernste Erkrankung dahintersteckt: Aids, Leukämie oder eine Abwehrschwäche durch Medikamente, die unser Immunsystem unterdrücken.

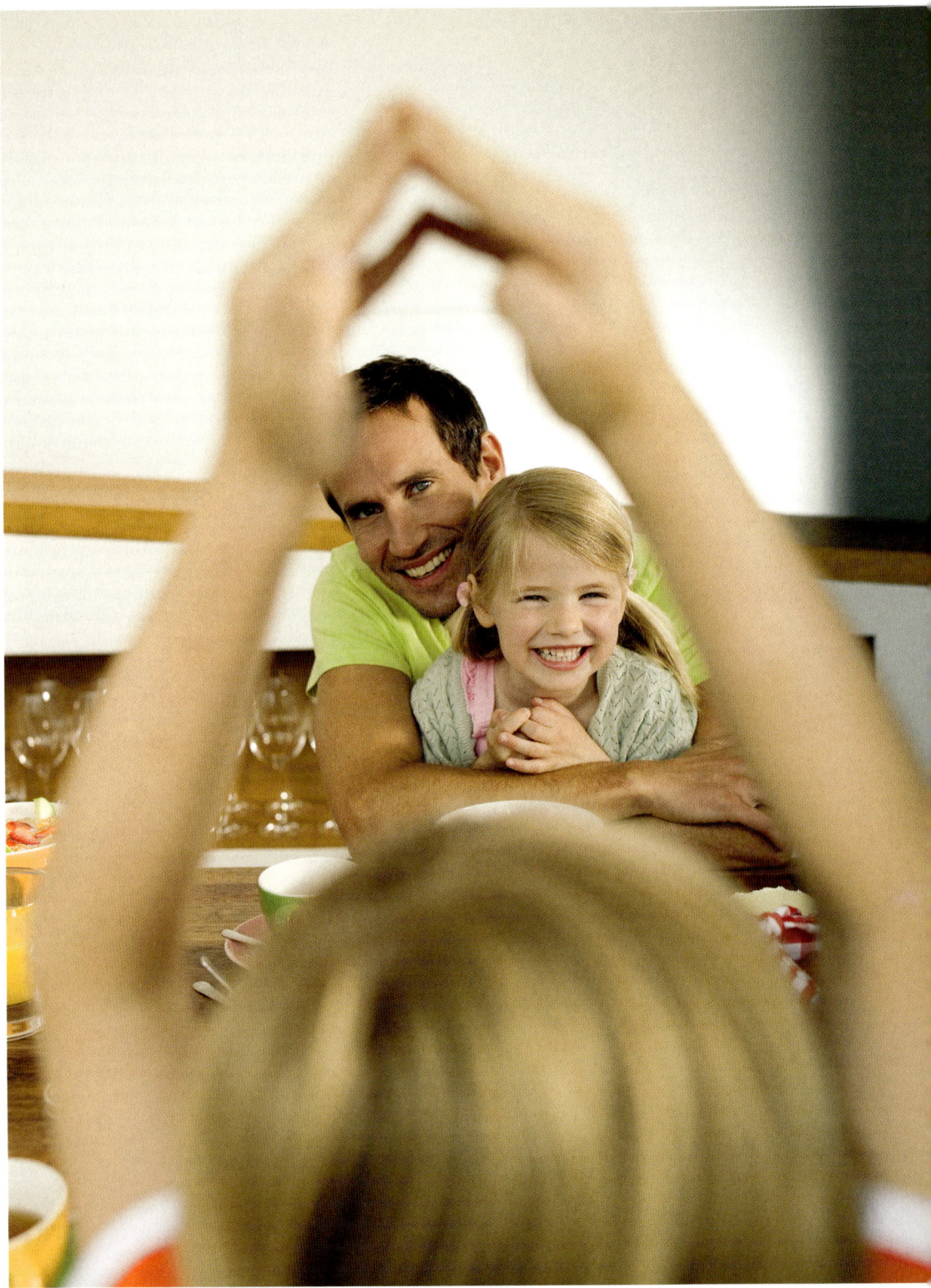

Was Sie selbst tun können

Die Beschwerden Ihres Kindes lassen sich aus den Transport- und Abbau- vorgängen ganz logisch und einfach ableiten. Und wichtig für Sie ist jetzt zu wissen, wie Sie mit Milchzucker, Fruchtzucker und Sorbit fortan umgehen.

Was Sie selbst tun können

Wege zur Besserung

Wer uns bis hierher begleitet hat, weiß grundsätzlich schon das Wesentliche: Man verträgt den Milchzucker nicht, weil unser Körper nicht in der Lage ist, dort, wo es sein soll, zwei Waggons voneinander abzukoppeln. Hierzu fehlt der Rangierer, ein Enzym. Die Waggons bleiben zusammenhängend im Darm, werden beschleunigt abtransportiert und weit unten von Bakterien erwartet, die dann den Abbau durch Vergärung auf ihrem Speisetisch einleiten.

Laktose-Unverträglichkeit: Wo Milchzucker vorkommt

In Kuhmilch steckt Milchzucker und auch in Käse (Hartkäse ist allerdings laktosefrei). Ziegen- und Schafsmilch enthalten auch Laktose. In Ziegen- und Schafskäse muss man mit Spuren von Milchzucker rechnen. In der Regel sind diese damit bei einer Laktose-Unverträglichkeit gut verträglich. Milchprodukte gibt's in der Regel auch laktosefrei, aber leider ist Milchzucker der Überraschungsgast schlechthin in unserer täglichen Ernährung. Er findet sich als Geschmacksverstärker in Wurst oder Fertiggerichten, verbessert die Konsistenz als Bindemittel und macht die Krusten von Brot schön dunkel. Und so finden wir ihn auch dort, wo wir es eigentlich nicht erwarten würden.

Er verstärkt den Geschmack gerade in Produkten zum

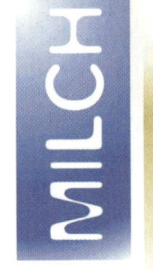

Schlankwerden, und die Industrie kann damit Kalorien und teurere Stoffe sparen. Viele Tabletten übrigens werden vom Milchzucker zusammengehalten. Auch als Trägerstoff von Aromen, Geschmacksverstärkern oder Süßstoffen, zur Ummantelung von Gewürzmischungen, in Umrötungsmitteln bei der Wurstherstellung und als Bestandteil von Bindemitteln findet er Verwendung.

Billiges Abfallprodukt

Im Joghurtbecher oder wenn Milch geronnen ist, sondert sich eine gelbliche Flüssigkeit ab, die Molke. Dieses geschieht immer bei der Käseherstellung, wenn sich das Milcheiweiß (Kasein) vom Milchserum abtrennt. Molke fällt bei der Käseherstellung in großen

Mengen an und sie wird, wenn sie nicht an besonders Gesundheitsbewusste weiterverkauft wird, Trocknungsverfahren unterzogen, bis der Milchzucker auskristallisiert übrigbleibt. Das Ganze schmeckt neutral, etwas sandig, daher stammt der frühere Name Sandzucker.

Wenn solch ein Produkt darüber hinaus aber so viele wertvolle lebensmittelchemische Eigenschaften hat, ist es nicht verwunderlich, dass man ihn so häufig auch überall dort findet, wo man ihn nicht vermuten würde.

Ein Leben lang Verzicht?

Jetzt stellen Sie sich lauter bange Fragen:

- Wie schwierig ist es, laktosefrei oder zumindest laktosearm zu essen?
- Wenn Laktose in zahlreichen Lebensmitteln wie Fertiggerichten, Saucen, Wurstwaren, Milchprodukten, Backwaren, Getränken, Pillen und Tabletten, Süßigkeiten etc. vorkommt – was darf man denn dann überhaupt noch essen?
- Treten die Abwehrreaktionen unmittelbar nach dem Essen auf oder kann es auch ein Weilchen dauern?

Damit es gleich vorweg klar ist: Tabellen sind gut – Verständnis ist besser. Denn dann können Sie Ihre Ernährung aus Ihrem Wissen heraus steuern, und Sie sind flexibel in der Anpassung an das, was gerade geboten wird – ganz gleich, ob das Essen zu Hause, in der Schule oder bei McDonald's stattfindet. Und behalten tut man es auch besser; eine Tabelle auswendig zu lernen, macht keinen Spaß und alles ist wieder schnell vergessen.

Sie sind jetzt bereits Verdauungsexperte, vertrauen Sie auf Ihr Wissen.

Und: bitte keine festen Rezepte. Sie werden im letzten Kapitel des Buches zwar einiges zum Thema finden, die Rezepte sollen aber in erster Linie Mutmacher und Aufmunterung sein, sich selbst mit dem Zubereiten zu befassen. Auch Kinder können etwa ab der 5. Klasse schon einfache Gerichte ganz selbstständig kochen. Aber Vorsicht: Kochen ist heiß – wegen der Vorverdauung durch die Hitze!

Weg von der Tüte!

Also, weg von der Dose, der Tüte, der Flasche mit vorbereiteten Zutaten aus dem Supermarkt, soweit es geht. Und es geht mehr, als man glaubt. Was nützt die Anschaffung einer Küche für 5000 Euro, wenn sie nur zum Dosenaufmachen und Tütenaufreißen benötigt wird? Und haben Sie ruhig Mut auszuprobieren. Im ungünstigsten Fall bekommen Sie bzw.

Was Sie selbst tun können

die Kinder Beschwerden, daraus lernt man nur. Vergessen Sie nie: Ihr Kind ist nicht krank, Sie müssen nur etwas Rücksicht auf die Leistungsfähigkeit seines Darmes nehmen. Der Darm wird sich melden, Sie werden merken, woher es kommt. Sie dürfen nicht Sklaven irgendeiner Diät werden.

Die Milchzuckermenge beschränken

In der täglichen Ernährung die Menge des zugeführten Milchzuckers zu verringern bedeutet das Überprüfen der Herstellerangaben auf der aufgedruckten Inhaltsangabe. Notfalls muss man den Hersteller fragen.

Aber bitte: Denken Sie immer an die Gesamtmenge. Wie oft sind wir gefragt worden, bei der Antibaby-Pille z. B.: »Da ist Laktose drin, kann ich die nehmen – und wirkt die dann auch?« Das tut sie, natürlich. Dann schaut doch einmal, wie klein diese Pille ist, wie viel Milchzucker kann darinnen sein? Eben, we-

nig, also grünes Licht für die Pille. Und das gilt auch für andere Dinge: Immer die Gesamtmenge sehen und dann abschätzen, ob nicht doch eher wenig enthalten ist. Aufpassen: ja. Aber panisches Meiden: nicht nötig.

Es kommen laufend neue laktosefreie Produkte auf den Markt. Allerdings kann man z. B. Kakao durchaus auch aus laktosefreier Milch selbst anrühren und braucht ihn nicht fertig zu kaufen. Dasselbe gilt für Pudding und andere konfektionierte Produkte. Und noch einige Worte zur Molke: Molke war früher in

---

INFO

Packungsangabe beachten

Milchzucker muss als Zutat auf verpackter Ware angegeben werden. Das EU-Recht schreibt die Angabe vor, denn der Milchzucker wird oft verwendet als Emulgator und Geschmacksverstärker. Doch muss er als Zutat angegeben werden, nicht wie viel im Lebensmittel steckt. Das ist nicht unproblematisch, aber es gibt einen Trick: In der Zutatenliste spielt die Reihenfolge eine große Rolle. Was vorne steht, ist viel, was hinten steht, ist wenig enthalten. Das heißt: Steht der Milchzucker vorne, dann Vorsicht, steht er hinten, dann eher Entwarnung. Achten Sie in der Zutatenliste neben Laktose und Milchzucker auch auf:

- Molkenpulver
- Trockenmilch
- Magermilchpulver

Milchprodukte mit Laktose

Laktoseträger Frischmilch und Frischmilchprodukte, die es in laktosefreier Variante gibt	Hier steckt besonders viel Laktose drin, besser meiden
Frischmilch, H-Milch von der Kuh	Molke
Joghurt, Joghurtdrinks etc.	Getränke auf Molkebasis
Buttermilch	Kaffeeweißer
Quark	Milchpulver
Crème fraîche	Kondensmilch
Saure Sahne	
Schlagsahne	
Desserts, Puddings	
Eiscreme	
fettarmer Frischkäse	
Streichkäse	
Käsezubereitungen (10–50 % Fett)	
All diese Produkte sollten Sie in der laktosefreien Variante verwenden. Man kann damit die Bedürfnisse der täglichen Küche gut abdecken.	**Diesen Produkten gehen Sie besser aus dem Weg.**

der Landwirtschaft ein beliebtes und gutes Futtermittel, weil sich in ihr der Milchzucker als Energieträger findet. Heute wird Molke eine große Rolle in der Sport-, Diät- und Genussernährung zugewiesen. Bezogen auf die Laktosekonzentration – besonders im Pulver – mag das stimmen. Menschen mit Laktose-Unverträglichkeit bekommen Probleme, und sogar bei größeren Mengen auch jeder Mensch ohne Unverträglichkeit! Laktose in Beutelchen verkauft jede Apotheke als Abführmittel. Dazu braucht man nichts mehr zu sagen.

Achtung bei probiotischem Joghurt: Ganz besonders muss hier gesagt sein, dass die vielbeworbenen probiotischen Joghurts, teilweise auch als »nachgewiesen blähungslindernd« angepriesen, natürlich keine einzige Blähung lindern können, wenn die Ursache eine Laktose-Unverträglichkeit ist, an der bei geschätzten 15 % der Bundesbürger hierzulande leiden. Das sind also etwa 12 Millionen Bundesbürger, bei denen Joghurtwerbung »gegen Blähungen« eindeutig das Gegenteil bewirkt!

Was Sie selbst tun können

Praktisch laktosefrei und in herkömmlichen Mengen gut verträglich sind

Butter

geklärte Butter (Butterschmalz, Ghee)

Hartkäse, reifer Käse: Parmesan, Emmentaler, Bergkäse, Pecorino

Käse aus Schafs- und Ziegenmilch

Jede Butter ist laktosefrei

Butter aus dem Sonderangebot im Supermarkt enthält genauso keine Laktose wie die als »laktosefrei« ausgewiesene. Nur, die eine ist zig-fach teurer als die andere. Dasselbe gilt für sogenannten laktosefreien Käse (Hartkäse): Er ist genauso laktosefrei wie alle gleichartigen von der Käsetheke. Und wenn Sie es genau wissen wollen, gibt es einen Trick: Auf den Käseverpackungen sind wie überall die Nährstoffe aufgedruckt: Eiweiß, Fett, Kohlenhydrate. Hier müssen Sie, weil der Zucker der Bösewicht ist, also auf die Kohlenhydrate Acht geben. Wenn da also z. B. steht:

▮ Kohlenhydrate 0–0,7 %,

dann kann auch logischerweise nur sehr sehr wenig oder gar kein Milchzucker im Käse enthalten sein.

Gerade Fertigprodukte sind Laktosefallen

Milchzucker findet aus verschiedenen Gründen viel Verwendung bei den Lebensmittelproduzenten, der Lebensmittelindustrie: als Bindemittel, Geschmacksverstärker, als Färbemittel. Beispielsweise beim Brot, da Zucker und Eiweiß beim Backen ein gutes Aroma entwickeln und die Krume dunkel färben. Hier müssen wir also aufpassen und die Zutatenliste gründlich studieren. Eine Auswahl zum Aufpassen finden Sie auf S. 73.

Und noch ein paar Worte zur geliebten Schokolade: Es gibt im Wesentlichen 3 Grundsorten Schokolade, Milchschokolade, die dunkle Schokolade und die weiße Schokolade. Wir haben im Durchschnitt auf 100 g:

▮ Weiße Schokolade: rund 26 g Milchpulver (= ca. 10 g Laktose)
▮ Milchschokolade: rund 22 g Milchpulver (= ca. 7 g Laktose)
▮ Bitterschokolade: ist laktosefrei.

Also: Weiße Schokolade sollte man meiden, bei der Milchschokolade ist man etwas besser dran. Wenn es nicht gleich eine ganze Tafel sein muss, kann man sie also auch genießen. Am besten ist natürlich die Bitterschokolade. Die Menge der vertragenen Laktose ist individuell sehr unterschiedlich. Es ist daher notwendig für jeden Einzelnen, seine eigene verträgliche Menge herauszufinden.

Häufig nicht verträgliche Lebensmittel aus dem Supermarkt

Brot und Backwaren	Brot, Brötchen, Kuchen, Backmischungen für Brot und Kuchen, abgepackte Waffeln, Biskuits, Kräcker, Backmischungen
Süßes	Schokolade, Sahnebonbons, Karamellbonbons, Schokoriegel, Nougat, Schoko-Nuss-Creme, Pralinen
Instantprodukte	Fertigmenüs, Pizza, Fertigmenüs aus der Kühltruhe, Tütensuppen, Cremesuppen, Sahnesaucen, Mahlzeiten aus dem Becher (5-Min.-Terrine u. Ä.)
Saucen und Gewürze	Saucen in der Flasche und im Glas, Fertigsaucen aus der Tüte, Barbecue-Saucen, Pesto, Salatdressing, Mayonnaise, Ketchup, Würzmischungen, Aromen, Saucenbinder
Sonstiges	Müsli, Margarine, Brotaufstrich, Light-Lebensmittel, kalorienreduzierte Produkte, mariniertes Gemüse, marinierter Fisch, Tabletten
Wurst	Salami, Bratwurst, Leberwurst, Aufschnitt
Arzneien etc.	Medikamente, Süßstofftabletten, Abführmittel, Kleiepräparate

Und es kommt auch immer aufs Produkt an. Beispielsweise Bratwurst: Das eine mal geht's, das andere Mal aber nicht. Es kommt auf den Fleischer an. Suchen Sie einen Metzger, der selbst produziert und Auskunft geben kann. Vielleicht ist es aber auch das Brötchen dazu. Wollen Sie das einfach mal weglassen? Die Verträglichkeit ist dann häufig besser.

Was Sie selbst tun können

Ist das die Lösung – Laktasetabletten?

Unser Enzym, das wir zu wenig haben, kann man auch kaufen. Es gibt Laktase als Tabletten und Pulver. Sie waren, als sie auf den Markt kamen, eine wirklich große Hilfe: Die zugeführte Laktase spaltet mit der Mahlzeit genommen die enthaltene Laktose und man ist beschwerdefrei – doch auch frei in der Ernährung!? Theoretisch ja, und man kann gegen die Verwendung nichts Wirkliches einwenden. Doch es gibt etwas zu bedenken: Einerseits muss die Menge, die Sie einnehmen, der Milchzufuhr angepasst werden. Das kann teuer werden, denn die Krankenkassen übernehmen die Kosten nicht. Außerdem benötigt das Enzym wie alle Enzyme eine gewisse Zeit, um zu wirken. Das bedeutet, und unsere Erfahrung aus Patientenberichten kann das nur bestätigen: Bei hohen Milchzuckermengen ist mit Restbeschwerden zu rechnen. Der sicherere Weg sind immer noch die laktosefreien Produkte. Tipp: Gut und hilfreich bei Reisen und bei Außer-Haus-Essen.

Fruktose-Unverträglichkeit: Wo Fruchtzucker überall drinstecken kann

Noch mal zur Erinnerung: Das Transportsystem GLUT-5 ist defekt, und dadurch findet nicht jedes Zuckermolekül einen Transporter, und der Überschuss wird schlagartig von den Bakterien weiter unten im Darm vergoren. Mit der Folge: Bauchweh, das sog. Malabsorptionssyndrom in allen seinen Schattierungen.

Weil Fruktose eine stärkere Süßkraft hat als normaler Zucker, wird Fruchtzucker häufiger in Fertigprodukten eingesetzt, schlichtweg weil er billiger ist. Wenn Sie in Fertigsalaten (Achtung: hier lauert auch Laktose), Wurst, Senf oder anderen herzhaften Lebensmitteln den Zusatz Zucker in der Zutatenliste finden, machen Ihnen diese geringen Dosen aber wahrscheinlich keine Probleme.

Auf die Glukose kommt's an

Fruchtzucker und Sorbit rangeln um den gleichen Fuhrpark (GLUT-5). Das bedeutet, dass es völlig gleich ist, ob im Atemtest nur Fruktose oder auch Sorbit positiv gemessen wurden: Man muss immer beides berücksichtigen und beachten. Jetzt kommt etwas Gutes: Wenn Sie Traubenzucker essen, wird Fruchtzucker besser transportiert: Bei Beschwerden, bei Unsicherheit, ob Fruchtzucker irgendwo enthalten ist, nimmt man

Traubenzucker (1 Teelöffel) als Verdauungshilfe. Und das konnten wir auch z.T. ganz dramatisch bei ganz vielen Sorbit-Patienten feststellen: Die Beschwerdebesserung nach Traubenzuckergabe.

Früchte enthalten von Natur aus sowohl Fruktose als auch Glukose (Traubenzucker), und in manchen Sorten findet sich ein unglückliches Verhältnis. Immer dann, wenn der Fruchtzucker mengenmäßig überwiegt, kann es zu Beschwerden kommen.

Die in der Tabelle auf S. 76 fett gedruckten Obstsorten machen in aller Regel Probleme: Sie haben deutlich mehr Fruktose als Glukose, achten Sie auf das Verhältnis in der 3. Spalte. Aber ganz wichtig ist: Alle anderen Früchte sind akzeptabel. Die Beerenfrüchte sind bemerkenswert, weil man aus ihnen auch hervorragende Marmeladen (nur mit Haushaltszucker plus Traubenzuckerzusatz wie im Rezeptteil beschrieben) selbst machen kann. In der Tiefkühltruhe werden Sie ganzjährig fündig.

Wie viel Traubenzucker müssen

Sie zu einem nicht so gut verträglichen Obst dazu essen? Bei der Ananas fehlen 0,31 g auf 100 g. Das ist kaum noch als Prise zu sehen, andere haben sogar Überschuss an Glukose. Also: Nicht übertreiben, mit 1 Teelöffel ist man meist gut dabei.

Was für Sie wichtig ist zu wissen:

▮ Insbesondere Äpfel, Birnen, Pflaumen (Sorbit), Wassermelonen und Mango machen Probleme.

▮ Versuchen Sie Fruchtsäfte und Limonaden durch andere Getränke zu ersetzen.

▮ Softdrinks, z. B. Cola, enthalten Maissirup mit viel Fruktose: 25 g pro Liter.

▮ Honig und Diabetikerprodukte enthalten viel Fruktose.

Was ist mit Trockenfrüchten und Fruchtsaft?

Trockenfrüchte sind Früchte, die trocken sind. Durch das Trocknen wird die eigentliche Substanz der Frucht gesteigert. Das ist, wie wenn eine Suppe einkocht und diese dadurch dicker aber auch kräftiger wird. Bei den Trockenfrüchten sehen wir uns also die normalen Früchte an, was das Verhältnis von Fruchtzucker zu Traubenzucker bedeutet – nur, bei den Trockenfrüchten ist alles noch konzentrierter: Sie sind insgesamt zuckerreicher. Besonders die getrockneten Weintrauben, die Rosinen: die haben etwa 60 g Zucker pro 100 g. Ebenfalls

Was Sie selbst tun können

Verhältnis von Fruktose zu Glukose in Obst

Frucht	Glukose	Fruktose	Verhältnis Fruktose zu Glukose
Äpfel	**2,21**	**6,04**	**1:2,7**
Aprikosen	1,73	0,87	2:1
Ananas	2,13	2,44	1:1,1
Banane	3,55	3,40	1,1:1
Birnen	**1,66**	**6,72**	**1:4**
Brombeeren	2,96	3,11	1:1,1
Grapefruit	2,38	2,09	1,1:1
Himbeeren	1,78	2,05	1:1,1
Honigmelone	1,60	1,30	1,2:1
Johannisbeeren	2,13	2,57	1:1,2
Kirschen, sauer	5,18	4,28	18:1
Kirschen, süß	6,93	6,14	1,1:1
Kiwi	4,32	4,59	1,3:1
Limette	0,80	0,80	1:1
Litchi	5,00	3,20	1,6:1
Mango	**0,85**	**2,60**	**1:3**
Orange	2,23	2,52	1:1,1
Papaya	3,60	3,50	3:1
Pflaumen	3,36	2,01	1,7:1
Pfirsich	1,03	1,23	1:1,2
Stachelbeeren	3,02	3,33	1:1,1
Wassermelone	**2,02**	**3,91**	**1:1,9**

viel Zucker haben Datteln, Äpfel, Birnen und auch Pflaumen. Bei den Pflaumen ist sogar ein recht günstiges Verhältnis zugunsten des Traubenzuckers, aber auch das Sorbit ist ganz konzentriert. Daher kennt man Trockenpflaumen als Abführmittel.

Tipp: Apfelsaft wird von den meisten schlecht vertragen. Doch z.B. mit Sauerkirschsaft haben Sie einen zuverlässigen Partner, auch mit selbstgepresstem Orangensaft oder mit selbstgepresstem Zitronensaft. ½ Zitrone + Haushaltszucker nach Geschmack auf 1 Glas Leitungswasser (denn wir haben in Deutschland überall Trinkwasserqualität) ist ein richtig gutes Getränk. Gerade unseren Kindern tut es extrem gut, wenn auf die riesigen Mengen Apfelsaft verzichtet wird.

Gemüse und Co.

Bei den Gemüsen haben wir es ganz einfach. Natürlich ist auch in Gemüse Fruktose. Mal etwas mehr, mal etwas weniger. Aber man hüte sich, damit in pauschale Angst oder gar Ablehnung zu stürzen, wie wir das sooft erleben mussten. Man muss den enthaltenen Fruchtzucker sehen in Bezug auf die absolute Menge, dann aber auch bezogen auf eine durchschnittliche Portionsgröße. Und so gesehen, sind alle Gemüse o.k.

Ein Wort zu den Kohlenhydrat-Beilagen

Was im Übrigen bei der Bratwurstverträglichkeit das Brötchen ist, ist bei den Gemüsen, erst recht auch bei den bekanntermaßen blähenden, die Beilage. Das ist typisch für unser Essverhalten: Wir essen reichlich Kartoffeln, Reis, Nudeln, auch zu viel Brot. All diese Beilagen sind Kohlenhydratkonzentrate, die weitestgehend durch Bakterien verdaut werden, somit auch mit Gasentwicklung verbunden sind. Diese Nebenwirkungen der Beilagen werden regelhaft nicht gesehen. Aber es ist nicht unbemerkt: Der große Sternekoch Schubeck monierte sogar in einer Fernsehsendung leidenschaftlich die beschwerende Wirkung der vielen Beilagen. Wir schließen uns nach allem, was wir gesehen haben, der Meinung Schubecks bestätigend an: Die Reduzierung dieser Beilagen trägt wesentlich zur besseren Verträglichkeit einer ganzen Mahlzeit bei. Das gilt für alle, für Menschen mit Malabsorptions-Symptomatik aber besonders. Und: Wer arbeitet schon seine Beilagen, die ja Energieträger sind, so richtig ab?

INFO

Welche Süße nicht sehr gut vertragen wird

Gelierzucker: Haushaltszucker mit Zusätzen von Pektin, Zitronensäure, Palmöl, Konservierungsstoffen. Geliermittel gelten als Ballaststoffe und werden nicht besonders gut vertragen.

Honig: Der eingedickte Nektar aus Blüten, besteht vorwiegend aus freier Fruktose und Glukose.

Agavendicksaft: Aus Agaven hergestellter gefilterter und eingedickter Presssaft. Süßkraft durch Inulin (Fruktosekette mit 100 Gliedern), aus diesem wird durch Verarbeitung Fruktosekonzentrat.

Birnendicksaft: Eingedickter Birnensaft mit ca. 70 % Kohlenhydraten und stark fruktosebetont.

Was Sie selbst tun können

Sorbit-Unverträglichkeit: Sorbit aus dem Weg gehen

Sorbit – wir begegnen ihm täglich und dennoch: Keiner weiß, was der böse Kobold unter den Zuckern in unserer Nahrung ist. Seinen Namen hat er von der Eberesche, dem Vogelbeerbaum, der heißt Sorbus, und in den Früchten findet sich besonders viel Sorbit. Wir finden ihn auch in anderen Früchten, besonders z. B. in Pflaumen.

Sorbit ist verwandt mit dem Fruchtzucker, er ist die Alkoholform der Fruktose. Aber, keine Sorge: Das ist nicht zu verwechseln mit dem, was man sonst unter Alkohol versteht, es macht nicht betrunken. Aber so ist durchaus anzunehmen, dass Sorbit auch von unseren Fruktose-Lastwagen in den Körper gelangt, er auch den GLUT-5-Transporter benötigt. Nur – er ist viel schneller und blockiert so den Transporter für Fruchtzucker – und schon haben wir, wenn wir beides zu uns nehmen, ein Transportproblem: Was zu viel ist, bleibt liegen und unten jubeln unsere Bakterien. Sorbit kann in kleineren Mengen größere Probleme machen. Und, obwohl üblicherweise davon die Rede ist, dass Sorbit den GLUT-5-Transporter blockiert, so ist doch an vielen 1000 Patienten festzustellen, dass auch die Beschwerden bei der alleinigen

Sorbit-Testung nach Traubenzuckergabe ebenso wie bei Fruktose gebessert werden. Das spricht für mehr als bloße Blockade.

Sorbit ist sehr süß und bindet Wasser

Sorbit ist süßer als Zucker, und er bindet Wasser. Man benutzt ihn, um Süßes länger weich und geschmeidig zu halten: z. B. im Marzipan. Da steht es sogar oft darauf geschrieben: »Sorbit als Feuchthaltemittel«. So auch in vielen Dingen, die süß und klebrig sind sowie auch im Kaugummi. Und dann sind da noch die ganzen jetzt so modernen »zuckerfreien« Süßigkeiten: Also ganz besonders auf Zuckerfreies achten! Auch in

- Hustensirup, Schmerz- und Fiebersirup
- Antibiotikasirup

steckt Sorbit. Hier ist fast immer so viel Sorbit in hoher Konzentration enthalten, dass schon oft Kinder zu uns gekommen sind, die z. B. bei einem Infekt ihren Saft bekommen hatten und sogar dann mit akuten Bauchschmerzen ins Krankenhaus gebracht werden mussten. Also: lieber in Wasser gelöste Zubereitungen und Vorsicht bei Kindersirup!

Sorbit hat noch Geschwister: Xylit und Mannit. Wir finden auch diese Namen auf dem zuckerfreien Kaugummi. Der Test mit Sorbit hat uns in vielen Fällen gezeigt, dass unser Gehirn ganz stark darauf reagiert. Mit Müdigkeit, Überaktivität, bis hin zur ADHS-Symptomatik. Kommen davon auch Schulmüdigkeit und Konzentrationsmängel? Es scheint sehr gut möglich, besonders zusammen mit Fruktose!

Achtung, hier lauert Sorbit, auch versteckt als E 420

Kalorienreduzierte Süßigkeiten

Gummibärchen, Kaugummi, Marzipan

Gefüllte Schokolade, Pralines

Früchte: Birnen und Pflaumen

Birnensaft

Diabetiker-Schokolade, -Marmelade etc.

Arzneimittel: Tabletten, Saft, Granulate

Geringe Dosen finden sich auch in Bier*

* nach unseren Erfahrungen sehr wirksam – auch bei alkoholfreiem Bier

Ist Prävention möglich?

Wir waren weiter vorne schon der Geschichte mit den Neandertalern begegnet. Daher ist es klar, dass es etwas mit der Vererbung zu tun hat, ob und wie unsere Enzyme oder Transportmechanismen funktionieren. Wir sehen aber auch, dass wir selbst im Normalfall nur eine natürlich begrenzte Leistungsfähigkeit unserer Verdauungsorgane haben. Das hat sich über die Hunderttausende von Jahren der Entwicklung des heutigen Menschen ausgebildet. Die Ernährung unseres Kulturbereichs hat sich aber wohl nie zuvor so schnell geändert wie in den letzten Jahrzehnten. Und gerade die Rezepturen mit Fruktose und Sorbit sind Zeiterscheinungen der wirklich allerletzten Jahrzehnte. Prävention wäre demnach zuallererst Rückbesinnung auf eine Ernährung, die unseren Organismus mit seiner Funktionalität und Leistungsfähigkeit, aber auch seiner naturgegebenen Leistungsbegrenzung respektiert (Stichwort »artgerecht« S. 46). Das wäre dann Prävention und Therapie zugleich. Zudem kann man davon ausgehen, dass sich nach einer gewissen Zeit der Ernährungsumstellung der Dünndarm gewissermaßen erholt: Man kann in gewissen Grenzen wohl großzügiger werden. Und sonst? Prävention sollte schon im ganz jungen Kindesalter durch eine süßigkeitskontrollierte Ernährung beginnen.

Was Sie selbst tun können

Wie motiviere ich mein Kind?

Was wir mögen und was nicht, wird von vielen Einflussfaktoren bestimmt. Zunächst sind da einmal die angeborenen Vorlieben für süß, salzig, fettig und möglicherweise auch umami, den typischen Fleischgeschmack. Sie sind starke Triebfedern für die Nahrungssuche und garantieren, dass wir uns mit allen lebensnotwendigen Nährstoffen versorgen – vorausgesetzt natürlich, wir essen die Lebensmittel, die auf möglichst natürliche Weise den entsprechenden Appetit stillen.

Seit der Zeit, als die ersten Höhlenmenschen sich zu gemeinsamen Mahlzeiten um die Feuerstelle geschart und Wurzeln, Blätter, Beeren, Samen und erbeutetes Wild verspeist haben, hat sich das Erbgut, die DNA, kaum verändert. Und sowohl unser Nährstoffbedarf als auch die Geschmacksvorlieben werden durch das Erbgut bestimmt.

Sie sind Vorbild

Einen prägenden Einfluss haben Sie, die Eltern, als Vorbilder und ebenso der Speiseplan der Familie. Hier entstehen sowohl Vorlieben als auch Abneigungen. 2 Faktoren scheinen hierbei besonders bedeutsam zu sein, zum einen der »mere exposure effect« (auf deutsch: Effekt der bloßen Darstellung). Er beschreibt das Phänomen, dass Kinder ein Lebensmittel, das immer wieder angeboten wird, nach anfänglicher Ablehnung irgendwann in ihr Speiserepertoire aufnehmen. Säuglinge beispielsweise brauchen bis zu 25 Anläufe, ehe sie entscheiden können, ob sie ein Lebensmittel mögen oder nicht. Bevor das Angebotene nicht ausreichend oft getestet wurde, wird es vorsichtshalber erst einmal wieder ausgespuckt.

Die Ursache für dieses überaus kritische Verhalten sehen manche Wissenschaftler im Immunsystem. Es hat die Aufgabe, jede in den Körper gelangte Substanz auf ihre Harmlosigkeit oder Gefährlichkeit hin zu überprüfen. Dazu muss es in den ersten Lebensmonaten erst einmal lernen. Und Lebensmittel, die immer wieder auftauchen, tragen wahrscheinlich zur richtigen Programmierung des Immunsystems bei. Damit lernen die Kinder durch Nachahmung von Ihnen, den Eltern. Dabei ist nicht nur wichtig, was sie essen, sondern auch, welche Atmosphäre Sie beim Essen schaffen.

Entspannt zusammen essen

Die Mahlzeiten sollen ein entspanntes, fröhliches Familienereignis sein. Wenn Kinder die Möglichkeit haben, die Speisen mit allen Sinnen zu genießen, werden sie diese mit einer großen Wahrscheinlichkeit gerne mögen. Zum vielfältigen Genuss gehören

- ein schön gedeckter Tisch, vielleicht der Jahreszeit entsprechend dekoriert,
- Ruhe oder eine passende Musik im Hintergrund,
- angenehme Gespräche,
- kindgerecht gewürzte Speisen,
- die Speisen hübsch serviert oder auf dem Teller zurechtgemacht.
- Ganz wichtig: regelmäßige Mahlzeiten zum Erlernen einer Tagesrhythmik!

Zugegeben: Das klingt nach Arbeit, und das ist es auch. Und es ist ein Einsatz, der sich auf alle Fälle lohnt. Denn der Wert, den eine Person, auch ein Kind, einem Lebensmittel beimisst, beruht nicht nur auf dem Geschmack und den Nährstoffen, die es liefert. Die Beliebtheit eines Lebensmittels wird auch durch das Drumherum bestimmt. Man denke nur an die Weihnachtsplätzchen, die zu keiner Jahreszeit so gut schmecken wie in der Weihnachtszeit. Oder die Grillwurst, die am besten schmeckt, wenn sie zünftig am Feuer zubereitet und in geselliger Runde verspeist wird.

Etwa ab dem Grundschulalter orientieren sich die Kinder nach und nach immer stärker an den Essgewohnheiten und Lebensmittelvorlieben ihrer Freunde. Sie lernen bisher unbekannte Lebensmittel kennen und erleben, dass Max und Chantal immer etwas Süßes dabeihaben. Diese Beobachtungen können Anlass zu Gesprächen über die Essensregeln in der Familie sein. Spätestens jetzt sind kreative Ideen gefragt, wollen Kompromisse gefunden und geschlossen werden. Dazu später mehr.

Regulierung von Hunger und Sättigung

An der Regulation von Hunger- und Sättigungsgefühlen sind, wie bei der Prägung des Essverhaltens, viele Faktoren beteiligt. Neuere Forschungen haben gezeigt, dass bereits im Mutterleib die ersten Weichen dafür gestellt werden. Eine besondere Rolle kommt dem mütterlichen Blutzuckerspiegel zu. Ist er während der Schwangerschaft z. B. aufgrund eines Schwangerschaftsdiabetes zu hoch, wird im kindlichen Gehirn die Sättigungsschwelle höher angesetzt als bei normalem Blutzuckerspiegel der Mutter. Um das zu vermeiden, ist ein Test auf Schwangerschaftsdiabetes ratsam. Man vermutet, dass einige hundert Reglerstoffe das komplexe Geschehen zwischen »hungrig« und »satt« steuern.

Vereinfacht lässt sich das so darstellen: Der Magen ist leer, es wird ein Hormon (Ghrelin) ausgeschüttet, das dem Gehirn signalisiert »Hunger! Finde etwas zu essen!« Der Mensch isst etwas, der Magen füllt sich, die gedehnte Magenwand sendet wiederum ein Signal: »Es ist etwas angekommen« oder »Der Magen ist voll«. Diese Signale werden vornehmlich durch Eiweiß und durch Ballaststoffe ausgelöst. Wenn die ersten Zuckermoleküle im Blut angekommen sind, wird das Sättigungsgefühl bestätigt und nach der Verstoffwechselung von Fett noch eine Weile aufrechterhalten. Ist der Magen entleert, der Blutzuckerspiegel wieder gesunken und die Fettmoleküle verbraucht oder eingelagert, ist wieder »Hunger« angesagt. Das Hormon Leptin spielt auch eine Rolle bei der Gewichtsregulation.

Da passt noch was hinein

Auch der Geschmack und die Optik der Speisen haben einen Einfluss darauf, ob ich mich satt fühle oder ob »noch etwas hineinpasst«. Ganz schnell sind manche Menschen satt, wenn es beim Essen Stress gibt. Das Stresshormon Adrenalin verringert unter anderem die Durchblutung der Magenschleimhaut, sodass nur wenige Verdauungssäfte gebildet werden. Bei einigen Menschen hat das Appetitminderung zur Folge, sie fühlen sich satt. Im Gegensatz dazu regt eine angenehme Atmosphäre den Appetit an und manch einer isst bisweilen etwas mehr, als von den physiologischen Bedürfnissen her notwendig wäre. Manche Menschen dagegen essen unter Stress mehr als unter normalen Bedingungen. Dann stehen das Bedürfnis des Körpers, Energie zu tanken, oder psychologische Bedürfnisse, wie z. B. Trost oder Zuwendung, im Vordergrund. Werden kräftige Speisen mit hoher Kauintensität bevorzugt, spielt auch der Stressabbau durch die Aktivität des Kaumuskels, der eine bemerkenswerte Größe hat, eine Rolle.

Fruchtzucker scheint, anders als Traubenzucker, keinen oder einen wesentlich geringeren Einfluss auf die Sättigungssignale zu haben. Fruchtzucker wird gleich in der Leber zu Glukose umgebaut und wird deshalb möglicherweise in weitaus geringerem Maß als sättigend wahrgenommen als Glukose (Traubenzucker).

Auf Ess-Charaktere richtig eingehen

Seit der Antike versucht man, Menschen sowohl von ihren Wesenszügen als auch von ihren Bedürfnissen und Gesundheitsansprüchen her in Kategorien einzuteilen. Bekannt sind Klassifizierungen auch in der Traditionellen Chinesischen Medizin, dem Ayurveda aus Indien und der anthroposophischen Weltanschauung. Das Ziel der auf Erfahrung, philosophischen Überlegungen und/oder wissenschaftlichen Erkenntnissen beruhenden Einteilungen ist letzten Endes ein möglichst individueller Umgang mit jeder einzelnen Person. Daher sollen an dieser Stelle die Grundzüge einer typgerechten, gesunden Ernährung erläutert werden. Sie können als Ausgangspunkt dienen, um einen möglichst leichten Zugang zu einer individuellen Auswahl der Lebensmittel und ihrer Zubereitungen zu finden.

Im Folgenden sind typische Charaktermerkmale und Empfehlungen zusammengestellt. Soweit für Kinder relevant, werden auch Krankheitsneigungen aufgeführt. Die Zusammenstellung basiert auf der »Typgerechten Ernährung«. Sie wurde nach Vorbildern aus TCM (Traditionelle Chinesische Medizin), Ayurveda und nach modernen wissenschaftlichen Erkenntnissen entwickelt. Wissenschaftler und Praktiker der »Akademie Gesundes Leben« passten dazu die Grundzüge einer vollwertigen Ernährung an die unterschiedlichen Typen an. Dabei gewann vor allem der Aspekt der individuellen Verträglichkeit an Bedeutung.

Der Empfindungstyp ist eher vorsichtig

Seine Statur ist eher zierlich. Empfindungstypen sind oft kreativ, greifen Neues schnell auf – und vergessen es ebenso rasch wieder. Ihre Energie kommt schubweise, sie verfügen über keine großen Reserven, was sich z. B. bei Spaziergängen äußert. Empfindungstypen neigen eher zur Vorsicht bis hin zur Ängstlichkeit und planen lieber, als sich auf Abenteuer einzulassen. Beim Essen ist für Empfindungstypen eine ruhige, angenehme Atmosphäre besonders wichtig. Stress, z. B. eine unruhige Umgebung oder Ärger bei Tisch, lässt den Appetit sofort vergehen. Schön hergerichtete Speisen erfreuen sie und regen zum Essen an.

Der Empfindungstyp mag gerne weiche, gut verdauliche Speisen. Für ihn sind Brote aus fein gemahlenem Mehl mit einem individuell verträglichen Vollkornanteil das Richtige. Als Belag wählen Empfindungstypen oft etwas Süßes.

Was Sie selbst tun können

Auch hier lauert Gefahr: Fruchtaufstriche oder Schoko-Nuss-Cremes mit hohem Nussanteil in Maßen, am besten selbst gemacht (S. 102).

Obst und Gemüse werden von den meisten Kindern – und übrigens auch Erwachsenen – lieber verzehrt, wenn sie klein geschnitten sind. Das trifft besonders auf den Empfindungstyp zu. Apfelstückchen (aber mit Traubenzucker), mit etwas Zitronensaft beträufelt, bleiben auch in der Brotbox appetitlich hell. Möhren können leicht mit der Öse am Sparschäler der Länge nach mit Rillen versehen werden. Die Möhrensterne oder -zahnräder laden so zum Knabbern ein.

Rohkost – nein Danke

Im Allgemeinen mag der Empfindungstyp lieber Gekochtes. Da auch er einen gewissen Ballaststoffanteil im Essen braucht, kann Gemüse al dente gekocht oder einer Suppe rohes, geraspeltes Gemüse untergezogen werden. Abends, oder auch zum Frühstück, eignen sich z.B. Müsli (S. 96). Ein guter Powermix für zwischendurch kann ein hochwertiger Smoothie sein mit Joghurt und Weizenkeimen, die die nötigen B-Vitamine und reichlich Mineralstoffe sowie gute Fette liefern.

Spaziergänge an der frischen Luft, nach dem Duschen oder dem Bad die Waden, Füße und Unterarme kühl abbrausen, und nicht zuletzt typgerechtes Essen mit Abwehrstoffen in Gemüse und Obst stabilisieren und kräftigen das Immunsystem. Zur Entlastung des Immunsystems trägt auch bei, die Menge an Zusatzstoffen in Lebensmitteln möglichst gering zu halten.

Der Bewegungstyp ist ein Wirbelwind

Der Bewegungstyp ist eher drahtig und sportlich. Er hat Kraft und/oder Ausdauer sowohl in der Bewegung als auch dann, wenn es darum geht, Aufgaben anzupacken und durchzuführen. Neues will er gerne mit dem Verstand durchdringen. Er wird bisweilen auch ungeduldig, wenn andere ihn nicht gleich verstehen.

Der Bewegungstyp hat ganz klare Vorstellungen vom Essen: Es ist eine wichtige, wenngleich oft auch lästige Nebensache. Wenn der Bewegungstyp hungrig oder durstig ist, muss möglichst sofort Essen oder Trinken her – sonst wird er möglicherweise grantig. Was, ist meistens zweitrangig, Hauptsache »man kann es essen«. Im Gegensatz zum Empfindungstyp, der gerne alle Bestandteile eines Eintopfs analysieren möchte, ist dem Bewegungstyp wichtig, dass es satt macht und das möglichst schnell, denn schließlich hat er ja noch Wichtigeres zu tun. Seinem Naturell entspricht ein kräftiges Frühstück (S. 96). Die Verdauungsmaschinerie des Bewegungstyps ist ziemlich stressresistent. In seiner Brotdose sollte etwas zum Beißen sein. Power für zwischendurch liefern Haferflockenkekse, Gemüse- und Obststücke und etwas zu trinken.

Entspannung ist wichtig

Körperliche Schwachstellen des Bewegungstyps machen sich meist erst im Erwachsenenalter bemerkbar. Häufiger als bei anderen Typen treten Magenschleimhautentzündungen auf, auch das Herz-Kreislauf-System kann bisweilen überlastet sein. In der Kindheit schon Entspannungstechniken wie Phantasiereisen, Progressive Muskelentspannung, Yoga oder Autogenes Training kennenzulernen und hin und wieder anzuwenden, ist mit Sicherheit hilfreich.

Bewegungstypen haben einen höheren Energieverbrauch als die anderen beiden Charaktere. Das Hauptorgan zur Energieversorgung ist die Leber. Sie ist gleichzeitig auch für die Entgiftung und Entsorgung aller überflüssigen Stoffe im Körper zuständig. Daher ist es für den Bewegungstyp besonders empfehlenswert, hochwertige Lebensmittel mit möglichst wenig Zusatzstoffen zu essen.

Dem Entspannungstyp schmeckt's

Ihn hat die Natur mit dem optimalen Energiesparprogramm ausgestattet. In früheren Zeiten, die ja noch nicht allzu lange zurückliegen, war Hunger an der Tagesordnung. Die besten Überlebenschancen hatte derjenige, der möglichst intensiv nach Essbarem suchte, möglichst gut Reserven speichern konnte und dabei möglichst wenig Energie verbrauchte. Demzufolge ist der Entspannungstyp von eher kräftiger Statur. Neues nimmt er langsamer auf und behält es dafür umso besser. Er ist nicht so leicht aus der Ruhe zu bringen und wägt Für und Wider sorgfältig ab, ehe er sich entscheidet. Bewegung reduziert er gerne auf das Nötigste, und genauso hält er es auch mit der Geschwindigkeit.

Der Entspannungstyp isst gerne gut und reichlich. Das Essen muss lecker sein und die Portionen groß genug. Damit die Kalorienmenge auch dem Verbrauch entspricht – eine wichtige Voraussetzung für ein gesundes Körpergewicht –, ist es hilfreich, von Natur aus kalorien-

Was Sie selbst tun können

arme Lebensmittel in größeren Portionen anzubieten.

Kalorienbomben selten anbieten

Mittags legt der Entspannungstyp gerne auch noch ein bisschen Hand mit an, wenn es um die Essenszubereitung geht. Hier etwas schnippeln, dort ein Gewürz hinzufügen, umrühren und abschmecken – das hilft auch, den allergrößten Hunger zu dämpfen und nicht übermäßig viel zu essen. Rohkost oder ein Salat, eine Bouillon oder klare Suppe vorneweg füllt auch den Bauch, sodass man nach dem Mittagessen noch fit genug für die Hausaufgaben ist. Zwischendurch braucht der Entspannungstyp »eigentlich« nichts zu essen, denn sein Körper kann gut Reserven speichern und daraus Energie freisetzen. Allerdings ist beim Entspannungstyp das Bedürfnis, etwas zu essen, besonders groß. Das gilt vor allem dann, wenn Essbares in erreichbarer Nähe ist.

Entsprechend seiner Neigung zu kalorienreichem Essen ist der Entspannungstyp besonders anfällig für Übergewicht. Ist das Essen lecker, dem Kalorienverbrauch angepasst und macht die Mahlzeit insgesamt satt, ist der Entspannungstyp rundum zufrieden und bleibt gesund. Zusätzlich sollte er Bewegung in seinen Tages- und Wochenplan einbauen, um den Körper auch immer wieder »aus der Reserve« zu locken.

Auswahl und Zubereitung der Lebensmittel

»Alles, was vertragen wird, darf auch gegessen werden«, könnte der Leitspruch bei einer Fruktose- bzw. Sorbit-Unverträglichkeit heißen. Fügt man hinzu: wenn die Qualität der ausgewählten Lebensmittel stimmt und wenn die Zusammensetzung die Nährstoffbedürfnisse deckt. Als allgemeine Empfehlung hat sich bewährt, vor den Mahlzeiten etwas Traubenzucker zu essen. Zu Anfang probiert man es mit 1 Teelöffel in einem Glas Wasser. Es darf auch etwas mehr Traubenzucker sein bei sehr fruktosereichen Lebensmitteln. Meist reicht das. Mehr bringt in der Regel nichts. Bitte nicht übertreiben.

Übrigens: Traubenzucker kann nur mithilfe des Bauchspeicheldrüsen-Hormons Insulin in die Körperzellen geschleust und dort verwertet werden. Viel Traubenzucker bedeutet also viel Arbeit für die Bauchspeicheldrüse. Wird sie jahrzehntelang durch eine übermäßig hohe Insulinproduktion strapaziert, kann ihre Funktion irgendwann nachlassen. Auch die Blutgefäße werden durch hohe Blutzucker- und Insulinspiegel besonders beansprucht. Traubenzucker sollte also besser sparsam, als eine Art »Medizin«, eingesetzt werden.

Der Familien-Speiseplan bei Fruktose- und Sorbit-Unverträglichkeit

Ein Familien-Speiseplan enthält für gewöhnlich als Sattmacher Kartoffeln, Nudeln oder Reis. Ihre Stärke ist die Stärke. Sie liefert Energie, z.B. für die Muskeln. Man könnte sagen, sie macht stark, die Stärke. Doch kommt zu viel Stärke auf einmal, macht die Verdauung Schwierigkeiten. Warum? Wenn auch die Bauchspeicheldrüse mit Enzymen hilft, ist ihre Leistung leicht überfordert. Dann treten unsere Bakterien auf den Plan und blähen.

Tipp 1: Glukose ins Garwasser

Erhöhen Sie die Bekömmlichkeit, indem Sie zum (gesalzenen) Kochwasser, in dem Kartoffeln, Nudeln oder Reis garen, 2 Esslöffel Traubenzucker (Glukose) geben (gilt für 2–4 Personen). Die Menge an Traubenzucker können Sie individuell verändern, je nachdem, wie Ihr Kind das jeweils Gekochte verträgt. Kartoffeln und Nudeln werden so meist sehr gut vertragen, Reis lässt sich in seiner

Was Sie selbst tun können

Bekömmlichkeit immerhin ein klein wenig verbessern. Sattmacher werden meist übertrieben angeboten, besser reduzieren!

Tipp 2: Mengen reduzieren

Bieten Sie Ihrem Kind zu den einzelnen Mahlzeiten kleinere Portionen an. Damit der Teller dennoch gefüllt erscheint, kochen Sie lieber kleinere Kartoffeln. Sie erscheinen optisch mehr als 1 oder 2 größere. Satt machende Mengen können Sie mit reichlich Gemüse, Fisch, Ei oder Fleisch auf den Teller zaubern.

Panade: Auch Mehl besteht aus Stärke. Um die Mengen klein zu halten, verwenden Sie eine Mischung aus Mehl und Sesamkörnern. Sie können Fisch z.B. auch nur in einer Panade aus verquirltem Ei und hellem oder schwarzem Sesam wälzen. Besonders hübsch: Zebrafisch. Dazu wälzen Sie den Fisch in Ei und bestreuen ihn abwechselnd mit hellen und schwarzen Sesamkörnern.

Nudelgerichte wirken fülliger, wenn sie mit Makkaroni statt Spaghetti, mit Spiralnudeln, z.B. Fusilli, oder mit Schmetterlings- oder Schleifen-Nudeln (Farfalle) hergerichtet werden. In Nudelaufläufen lassen sich auch gut verschiedene Gemüsesorten »verstecken«.

Tipp 3: Vorspeise anbieten

Bieten Sie als Vorspeise eine Suppe oder einen Salat an. Für die Suppe können Sie z.B. Gemüsereste vom Vortag pürieren, mit Gemüsebrühe auffüllen und mit etwas Tomatenmark und Hefeflocken binden. Für den letzten Schliff aus der Sicht der Ernährungswissenschaftler sorgt noch ein Schuss Raps- oder Olivenöl mit seinen wichtigen Omega-3-Fettsäuren. Mit einer solchen Vorsuppe schmeicheln Sie dem sensiblen Magen des Empfindungstyps, verwöhnen den essfreudigen Entspannungstyp und liefern dem eiligen Bewegungstyp etwas gegen den ersten Hunger.

Der Bewegungstyp greift auch gerne zum gemischten Salat, der mit einem Dressing aus Raps- oder Olivenöl, ein wenig Zitronensaft und etwas Balsamessig angemacht sein kann. Auch ein Joghurt-Dressing kann mit einem Spritzer Apfelessig aufgepeppt werden. Auf alle Fälle gehören, je nach Jahreszeit, frische Kräuter mit dazu.

Tipp 4: Speiseplan erweitern

Erweitern Sie den Speiseplan Ihrer Familie und probieren Sie als Beilagen auch mal Quinoa oder Hirse aus. Sie lassen sich wie Reis kochen und zubereiten, sind vielseitig einsetzbar – ob als Hirsotto oder Quinotto, als Füllung oder Auflauf. Sogar kalt lassen sie sich wie Reissalat nach dem Lieblingsrezept Ihres Kindes zubereiten. Wenn die warme Hauptmahlzeit insgesamt einen kleineren Beitrag zur täglichen Nährstoffversorgung liefert, müssen die kalten Hauptmahlzeiten und die Zwischenmahlzeiten etwas reichhaltiger ausgestattet sein.

Naschen – was sagen die Experten?

Süßigkeiten gehören heute in den Alltag vieler Kinder. Wenn sie sich ausreichend bewegen und die Nährstoffversorgung gesichert ist, sind sie in vernünftigem Rahmen auch akzeptabel. Das Dortmunder Forschungsinstitut für Kinderernährung empfiehlt weniger als 10 % der Gesamtkalorien pro Tag in Form von Süßigkeiten, Kuchen, Marmelade oder Süßungsmitteln zu verzehren. Das entspricht bei Kindergartenkindern 100–150 kcal/Tag, bei Schulkindern bis ca. 12 Jahre 150–220 kcal/Tag und bei Jugendlichen zwischen 220 und 250 kcal für Mädchen und 270–310 kcal für Jungen.

Gröber gestaffelt sind die älteren Angaben in Gramm. Für Klein- und Schulkinder können ca. 50 g Kuchen und Süßigkeiten plus maximal 10 g Marmelade oder Zucker auf den Tisch kommen, ältere Schulkinder und Jugendliche sollten maximal 80 g Süßigkeiten/Kuchen und höchstens 20 g Marmelade oder Zucker verbrauchen. Unter dem Aspekt der Fruktose-/Sorbit-Unverträglichkeit sollten folgende Auswahlkriterien berücksichtigt werden:

■ Dunkle Schokolade ist besser verträglich als Milchschokolade. Dass manche Kinder sie nicht so gerne mögen, ist eher ein Vorteil, denn das reguliert die Menge auf ein akzeptables Maß.

■ Speziell für Kinder ausgelobte Schokoladen und gefüllte Riegel oder Schnitten führen häufig zu Bauchweh. Besser sind selbst gebackene (Haferflocken-)Kekse oder Nüsse.

Achtung vor zuckerfreien Süßigkeiten

Zuckerfreie Süßigkeiten und Kaugummis sind meist mit Sorbit, Xylit oder Isomalt gesüßt. Dadurch werden sie zwar zahnfreundlich, der Darm von Menschen mit Fruktose-/Sorbit-Unverträglichkeit kann sich mit diesen Zuckeraustauschstoffen aber nur selten anfreunden. In dem Fall ist es besser, nach »normalen« Lebensmitteln Ausschau zu halten. »Normal« ist das mit Haushaltszucker Gesüßte – nicht das Zuckerfreie.

Was Sie selbst tun können

Achtung Limo

Einen großen Bogen sollten Kinder mit Fruktose-Unverträglichkeit um Limonadengetränke machen, sie enthalten zum Teil sehr viel Maissirup (HFCS) und der wiederum reichlich Fruktose. Hier sind Alternativen mit Phantasie gefragt, denn auch die allgegenwärtige Apfelsaftschorle macht Beschwerden. Mineralwasser mit Zitronensaft und Zucker oder andere Obstsäfte sind eine einfache und schnelle Lösung. Zur Not kann man auch mal ein »Gesundheitsauge« zudrücken und in der Apotheke (künstliche) Lebensmittelfarben kaufen.

Es ist erstaunlich, wie verschiedenartig der gleiche Saft schmecken kann, wenn er nur die Farbe wechselt! Abwandeln kann man auch mit Säften aus Beeren, die meist besser verträglich sind als andere Obstsorten. Reine Presssäfte der individuell gut verträglichen Früchte gibt es unter dem Begriff »Muttersaft« im Reformhaus. Als »Vollfrucht« lassen sie sich sogar zu hochwertigen Smoothies mischen. Sie liefern alle Bestandteile des Obstes und lassen sich zur besseren Verträglichkeit einfach mit Traubenzucker mischen.

INFO

Joghurt selber machen

Fruchtjoghurts enthalten fast immer Fruchtzubereitungen. Das sind Mischungen aus Früchten oder Fruchtbestandteilen unbekannter Qualitäten, Aroma-, Farb- und Konservierungsstoffen und eben auch Zuckerarten unterschiedlicher Zusammensetzung. Da laut Lebensmittelgesetz die Zusammensetzung der Zutaten nicht deklariert zu werden braucht, muss auf dem Fruchtjoghurt nur als Zutat »Fruchtzubereitung« ausgewiesen sein. Ihre einzelnen Bestandteile erfährt der Verbraucher nicht. Bei Fruktose-/Sorbit-Unverträglichkeit heißt es deshalb besser: nicht kaufen, nicht essen. Lieber Naturjoghurt mit der erprobten Konfitürensorte, Obst oder

Zucker verfeinern. Auch 1 Teelöffel Walnuss- oder Haselnussöl kann eine leckere Bereicherung sein.

Naturjoghurt kann man auch leicht selbst herstellen: 1 Becher Naturjoghurt wird mit 1 Liter H-Milch verrührt (mit 3,5 % Fettanteil gelingt er besser) und in saubere kleine Marmeladengläser (ca. 150 ml) gefüllt. Im Wasserbad lässt man sie bei geringer Hitze (ca. 40 Grad) ca. 8 Stunden stehen. Dann lässt man sie bei Zimmertemperatur etwas abkühlen und stellt sie danach in den Kühlschrank. Zunächst ist der Joghurt etwas flüssiger und wird nach 1–2 Tagen fester.

Spiele rund ums Essen

Mit kleinen Spielen rund ums Essen werden die Kinder mehr und mehr mit Lebensmitteln vertraut. Spaß fördert die Neugierde, sich mehr mit den einzelnen Komponenten einer Mahlzeit zu befassen. Mit einem Geschmacksparcours können Kinder angeregt werden, Lebensmitteln ganz neu zu begegnen und sie noch genussvoller zu verspeisen. Hier einige Spielideen:

Geschmacksparcours zum Kauen: Je 2 verschieden bestückte Obst- und Gemüseteller werden abgedeckt bereit gestellt. Dazu Spieße und 1 Teller für gebrauchte Spießchen oder Abfälle. Die Kinder bilden Paare. Ein Kind bekommt die Augen verbunden und von dem anderen ein aufgespießtes Lebensmittel gereicht. Auf einem Stück Papier kann eingetragen werden, wie viele Treffer das Kind hatte. Anschließend werden die anderen Teller aufgedeckt und die Kinder wechseln.

Geschmacksparcours flüssig: Aus dunklen Fläschchen mit Pipette (gibt's in der Apotheke) werden den Kindern Aprikosen- und Zitronensaft, Salzwasser, Speiseöl und Fleischbrühe auf die Zunge geträufelt. Auf einem Laufzettel können sie notieren, was sie geschmeckt haben.

Die Nase schmeckt mit: Zucker und Zimt werden gemischt. Alle Kinder schließen die Augen und halten sich die Nase zu. Nun bekommt jedes Kind 1 Teelöffel Zimtzucker zum Probieren und soll mit zugehaltener Nase sagen, was es ist. Die Überraschung kommt dann beim anschließenden Luftholen durch die Nase.

Mikro-Makro: Mit einer Digitalkamera fotografieren Sie Lebensmittel. Ein stark vergrößerter Ausschnitt aus den Aufnahmen wird so manchen Gourmet ins Grübeln bringen!

Hör-Memory: In je 2 Filmdosen geben Sie Erbsen, Reis, Haferflocken, Mehl, Zucker und was sonst noch interessante Geräusche macht. Spielvariante 1: Die beiden Dosen, die das gleiche Lebensmittel enthalten, müssen gefunden werden. Spielvariante 2: In kleinen Schälchen stellen Sie die jeweils eingefüllten Lebensmittel bereit. Nun müssen die Dosen den Lebensmitteln in den Schälchen zugeordnet werden.

Diese Spiele eignen sich in der Familie und auch bei Kindergeburtstagen. Dann ist es hilfreich, die Kinder oder ihre Eltern vorher nach vorhandenen Allergien oder Unverträglichkeiten zu fragen. Am Ende sind alle rechtschaffen müde und genießen sicherlich eine Schokoladen-Phantasiereise.

Schokoladen-Phantasiereise: Dazu laden Sie die Kinder ein, es sich bequem zu machen. Schaffen Sie eine ruhige, vertrauensvolle und entspannte Atmosphäre. Erklären Sie kurz, dass Sie mit ihnen eine Reise in die Phantasie machen, und sagen Sie den Kindern, dass es wichtig ist ruhig zu sein und dass während der Phantasiereise nicht gesprochen wird (meistens kichern sie doch, lachen oder machen Kom-

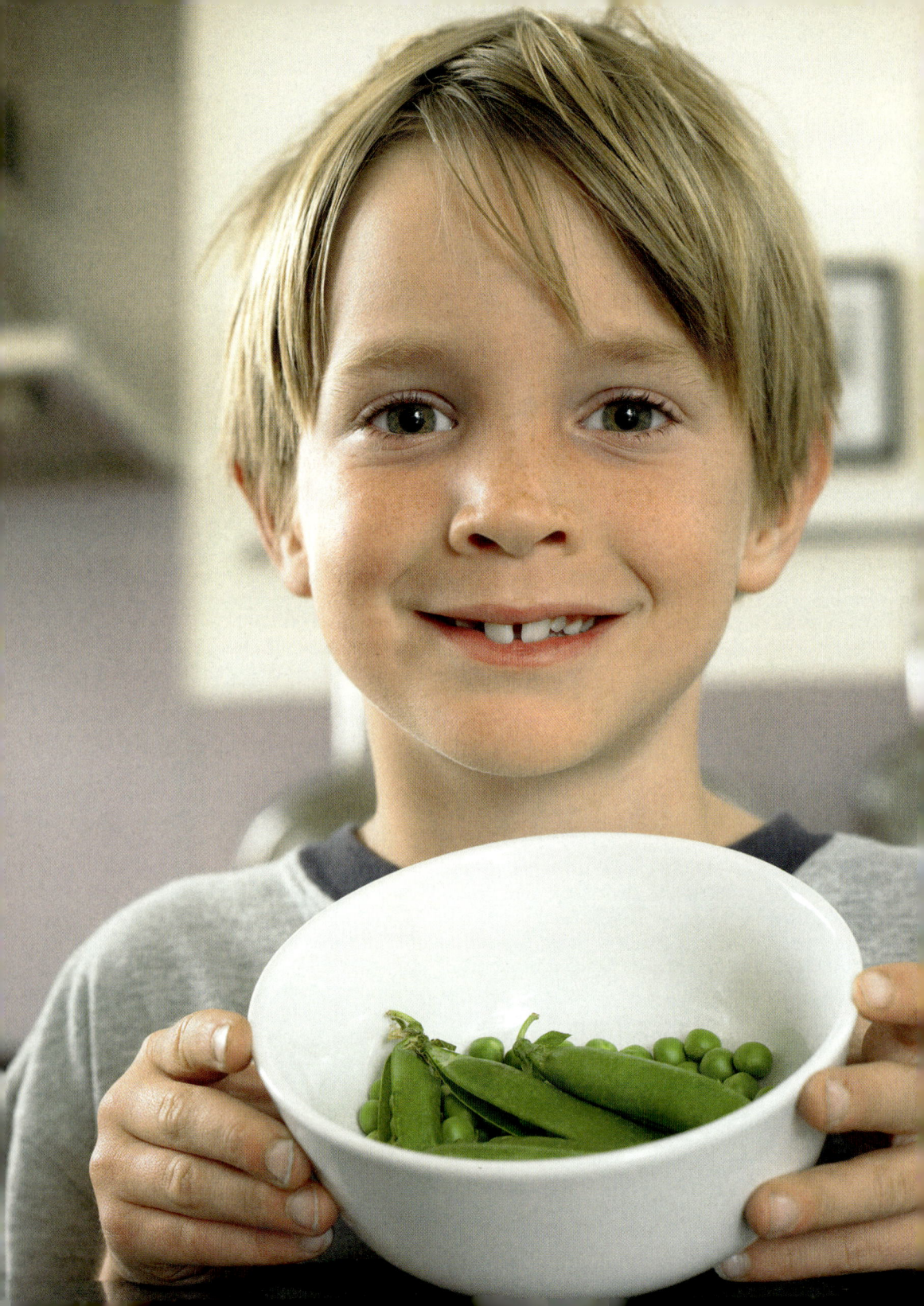

mentare – ignorieren Sie diese einfach, das hat sich bewährt).

Jedes Kind bekommt nun 2 kleine Stücke Schokolade auf einer Serviette. Der Erfahrung nach eignen sich halbierte Stücke am besten. Langsam und mit Pausen lesen Sie dann folgende Geschichte vor:

In den Klammern ist die ungefähre Länge der Lesepause angegeben. In dieser Zeit zählen Sie leise vor sich hin. Die Phantasiereise dauert ungefähr 10 Minuten.

Text der Phantasiereise:

▌ Leg ein Stück Schokolade direkt vor Dich hin. Setz Dich bequem auf einen Stuhl und suche mit den Augen einen Punkt auf dem Boden vor Dir. Hör Dir die Geräusche im Raum an (Zähle bis 20!).

▌ Atme 2-mal tief ein und aus (Zähle bis 20!).

▌ Versuche jetzt, die Augen zu schließen. Träum vor Dich hin! Du bist auf einer Schokoladen-Insel. Sieh sie Dir an. Auf dieser Insel ist alles aus Schokolade, und man darf alles essen – aber nur ganz langsam (Zähle bis 40!).

▌ Nimm Dir jetzt Dein Stück Schokolade und riech daran. Überlege Dir: »Wie riecht es?« (Zähle bis 30!).

▌ Leck etwas an dem Stück. Überlege: »Wie schmeckt es?« (Zähle bis 30!).

▌ Nimm die Schokolade jetzt in den Mund. Beiß nicht auf das Stück, sondern leg es unter die Zunge (Zähle bis 20!).

▌ Schieb das Stück mit der Zunge in die linke Wange (Zähle bis 20!).

▌ Und jetzt in die rechte Wange (Zähle bis 20!).

▌ Lass den Rest der Schokolade wie ein Bonbon langsam im Mund schmelzen (Zähle bis 30!).

▌ Zum Schluss geh noch einmal mit der Zunge den Weg des Schokoladenstückchens. Überlege: »Wo ist deine Lieblingsecke?« (Zähle bis 30!).

▌ Komm langsam wieder von der Schokoladen-Insel zurück. Öffne die Augen!

▌ Räkel und streck Dich, als ob Du gerade aufgestanden wärst. Lass Dir Zeit!

▌ Zum Schluss könnt Ihr noch gemeinsam ein Stück Schokolade essen, so schnell Ihr wollt.

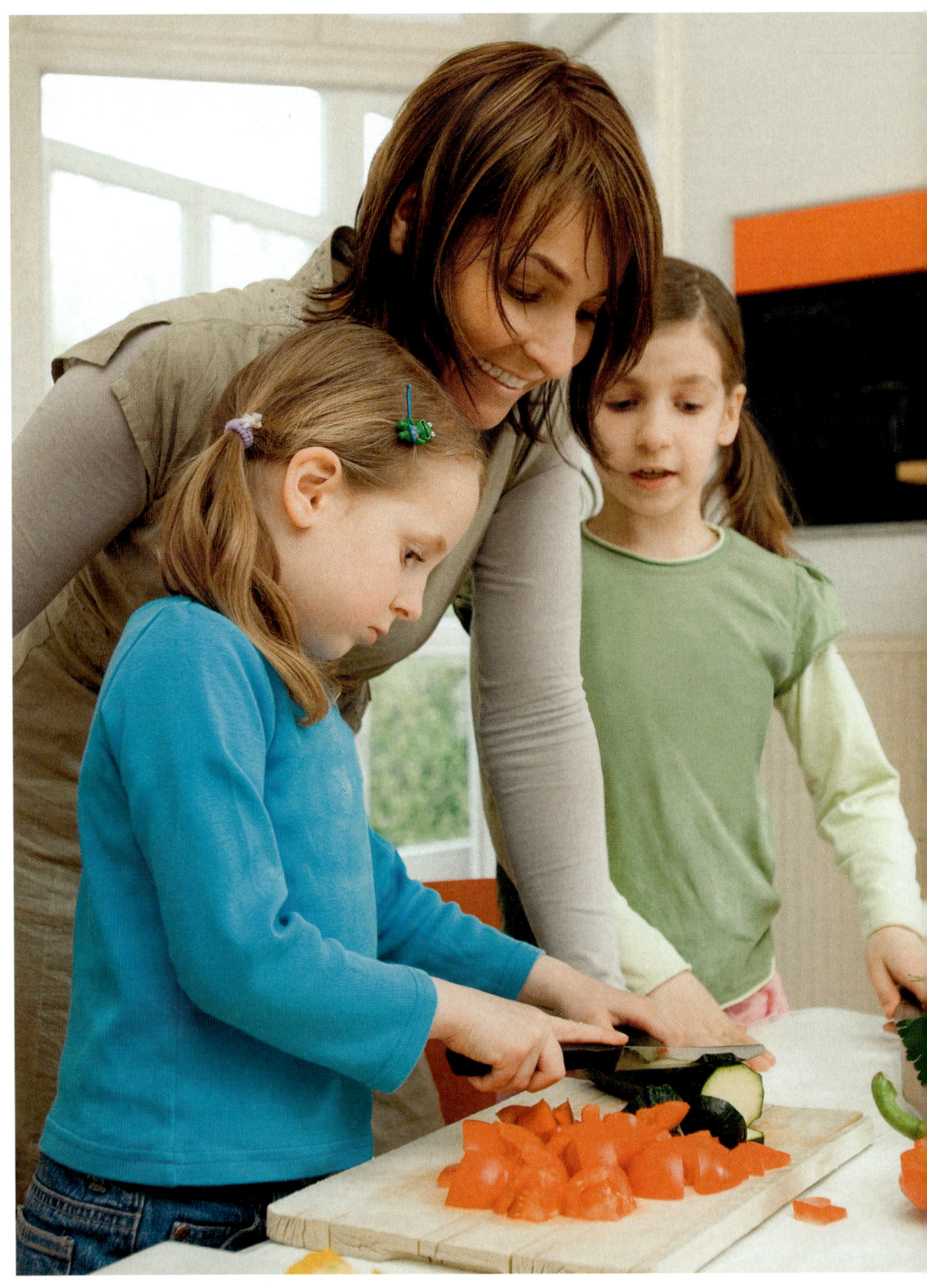

Kochrezepte für Kinder

Bei Laktose-, Fruktose- oder Sorbit-
Unverträglichkeit sind zu viele Kohlenhydrate fehl am Platz. Doch reagiert
auch jedes Kind anders – mithilfe
der leckeren, kindgerechten Rezepte
finden Sie schnell heraus, was Ihr
Kind verträgt und was nicht.

Kochrezepte für Kinder

Frühstück

Es hängt sehr viel davon ab, was Kinder frühstücken und dass sie Ruhe zum Frühstück haben. Doch bei Kohlenhydrat-Unverträglichkeiten sind zu viele Kohlenhydrate fehl am Platz: dazu gehören Cornflakes oder auch Müsli. Durch diese Art der Ernährung kommt es nicht selten zu bleierner Müdigkeit, Konzentrationsschwierigkeiten, Bauchschmerzen und Durchfall. Fragen Sie Ihr Kind, was es gerne isst und lassen Sie es bei der Vorbereitung helfen. Probieren Sie aus, was geht. Es ist nicht bei jedem Kind gleich, das eine verträgt etwas Müsli, das andere nicht, manchmal ist es die Kombination verschiedener Lebensmittel. Viele Kinder sind sehr glücklich mit einer Portion Rührei am Morgen, mit etwas Schnittlauch oder Petersilie. Auch prima: Spiegelei, etwas Obst und Toast. Wenn es aber unbedingt Müsli sein soll, dann finden Sie hier das Rezept zum Selbermachen:

Frühstücks-Tuttifrutti

Zutaten:

- ¹/₂ Banane
- ¹/₂ Orange oder 1 Mandarine, oder ein paar Erdbeeren, Himbeeren usw.
- 1 EL Haferflocken
- 3 Haselnüsse, grob gehackt (zur Abwechslung auch mal 1 TL Kokosnussflocken)
- 6 Rosinen
- 2–3 EL laktosefreier Joghurt oder laktosefreie Milch (1,5 % Fett)
- 2 TL Traubenzucker

▪ Obst waschen und schnippeln. Alle Zutaten mischen und in einem Schüsselchen anrichten, mit Lieblingsobst lustig und farbig dekorieren.

> **INFO**
>
> ### Was gibt es zu trinken?
>
> **Kakao:** Unserer Erfahrung nach bekommen viele Kinder Kakao zum Frühstück, oft Fertigmischungen. Dabei gibt es exzellente Kakaos. Die Mütter fragen dann immer: »Meinen Sie den ganz normalen Kakao zum Backen?« Die Antwort lautet: »Ja!«. Einfach nach Packungsanweisung herstellen, ggf. mit laktosefreier Milch.
>
> **Tee:** Verwenden Sie Tees bitte ohne Aroma und Zusatzstoffe. Aus Erfahrung machen Früchtetees und Kräutertees ganz oft Beschwerden.

Ei im Glas mit gebutterten Toastfingern

▌ Das Ei weich kochen, schälen und in ein Glas geben – je nach Alter das Kind selbst zubereiten lassen. Das Ei im Glas mit einem Messer klein hacken, etwas Salz und Pfeffer dazugeben, einen kleinen Klecks Butter, ein wenig Schnittlauch oder Petersilie, alles umrühren und das Glas auf einen Teller stellen.

▌ Das Brot toasten, buttern und in fingerähnliche längliche Stücke schneiden, mit auf den Teller geben und mit dem vorbereiteten Obst servieren.

Tipp

Nehmen Sie ein etwas größeres Glas, schneiden Sie das Brot in kleine mundgerechte Stücke und geben Sie es zu dem weich gekochten Ei.

Zutaten:

1 Ei
Salz, Pfeffer
Butter
Schnittlauch oder Petersilie
1 Scheibe selbstgebackenes Brot (S. 105)
1 Mandarine oder Weintrauben, 1 Orange, Banane, Kiwi oder Beeren

INFO

Zusatzstoffe in Brot

Wir wissen, dass in »normalem« Bio-Brot alle in der Bio-Verordnung zugelassenen Stoffe verwendet werden dürfen, die für die Produktion von Lebensmitteln pflanzlichen Ursprungs erlaubt sind. Doch Bioland, Demeter und Neuform verwenden für die meisten Brote keine Zusatzstoffe, auch keine Ascorbinsäure oder Cystein. Auch auf Backhilfsmittel wie Enzyme wird weitestgehend verzichtet. Im Reformhaus, beim Bio-Bäcker und im Bioladen bekommt man hierzu eine verlässliche Auskunft.

Dennoch hat Bio nichts mit einer Kohlenhydrat-Unverträglichkeit zu tun. Mein Tipp: Fragen Sie sich bei jedem Einkauf, wie bekommt man es hin, ein Lebensmittel bis zu dem angegebenen Zeitraum frisch zu halten. Je mehr Zusatzstoffe enthalten sind, deso länger hält es sich frisch.

Kochrezepte für Kinder

Knuspriger Bacon und Tomatentoast

▪ Die Tomate halbieren und mit Salz und Pfeffer bestreuen. Bacon und Tomate auf einem Backblech unter den Backofengrill schieben, bei 180 Grad grillen und anschließend auf Küchenkrepp abtropfen lassen.

▪ Das Brot toasten, mit etwas Olivenöl beträufeln und den Toast mit Bacon und Tomate garnieren.

Gebackenes Käse-Tomaten-Brot

▪ Brot mit Olivenöl beträufeln. Die Tomate halbieren. Zuerst den Braten aufs Brot legen, dann die Tomate und zuletzt mit dem Käse bedecken. Das Brot im Ofen bei 150 Grad backen.

Schinken-Melonen-Schiffchen

▪ Die Melone in zwei Schiffchen schneiden, mit Schinken umwickeln und den Scone mit Butter und Marmelade dazu servieren.

Vorsicht

Verwenden Sie keine Wassermelone, da diese besonders viel Fruchtzucker liefert.

Pfannkuchen mit Erfrischungs-obstsalat

▪ Pfannkuchenzutaten verquirlen und zu einem geschmeidigen flüssigen Teig rühren und nacheinander Pfannkuchen ausbacken. Das Obst würfeln, mit Traubenzucker vermischen (evtl. mit etwas Zitronensaft abschmecken), und zu dem Pfannkuchen reichen.

▪ Je nach Alter des Kindes 1–2 Pfannkuchen auf einen Teller geben, und mit dem Erfrischungsobstsalat servieren.

Tipp

Ich mache immer sehr viele Pfannkuchen und friere sie dann ein (zwischen jeden Pfannkuchen ein Stück Pergamentpapier legen), so habe ich diese zu jeder Zeit schnell zur Verfügung. Einfach am Abend vorher auftauen und am nächsten Morgen in der Mikrowelle oder im Backofen aufwärmen.

Zutaten für 2 Pfannkuchen:

1	Ei
2 EL	Mehl (gehäuft)
1 TL	Öl
1	Pr. Salz
125 ml	Milch (laktosefrei)

Für den Erfrischungs-obstsalat:

$^1/_4$	Honigmelone
1	Scheibe Ananas
2 TL	Traubenzucker

INFO

Wenn Kinder nicht frühstücken mögen

Mit dem **Beeren-Power-Drink** können Sie einen Teil des Flüssigkeits- und Nährstoffbedarfs mit einem Powershake decken.

150 g	Naturjoghurt oder 125 ml Buttermilch oder Milch (laktosefrei)
100 g	Beeren (Erdbeeren, Himbeeren, gemischte Beeren) oder 1 Banane
	Saft $^1/_2$ Orange
2–3 TL	Traubenzucker
$^1/_2$ EL	Nussmus oder Kokosflocken
$^1/_2$ EL	Hirseflocken
$^1/_2$ EL	Hefeflocken

▪ Alle Zutaten mit dem Zauberstab pürieren. In ein Glas geben und servieren.

Kochrezepte für Kinder

Verträgliche Snacks

Bei der Auswahl an angebotenen Fertigprodukten ist es oftmals sehr schwer Widerstand zu leisten. Lebensmittel werden manipuliert mit allen möglichen Zusatzstoffen. Wir haben vergessen, welche wunderbaren, delikaten, saftigen, frischen, köstlichen Gemüse, Obst, Fleisch, Fischsorten unsere Natur uns beschert. Daraus können wir schnell und fix eine Menge Köstlichkeiten zaubern. Natürlich braucht es etwas Zeit, doch mit guter Planung geht auch dieses schnell, der Aufwand lohnt sich.

Obst oder Gemüse zum Knabbern

Vitamine, Mineralstoffe werden gebraucht. Unser Körper braucht Sie. Geben Sie Ihrem Kind die Möglichkeit das schon von klein auf zur Gewohnheit zu machen. Stellen Sie einfach kleine Schalen hin gefüllt mit:

▪ frischen Ananasstückchen
▪ Honigmelone, Orange, Banane
▪ Beeren, Papaya
▪ Kiwi, Trauben etc.

je nach Saison. Streuen Sie etwas Traubenzucker über das Obst, es schmeckt ganz bestimmt. Vorsicht mit Apfel und Birne, da diese viel Fruchtzucker enthalten.

Obstspieße: verschiedene Obstwürfel auf Spieße stecken.

Käse-Obst-Spieße: Käsewürfel abwechselnd mit Trauben, Honigmelone oder Mandarinen aufspießen.

Baconspieße: Bacon um Stücke von Ananas, Bananen und Käsewürfeln wickeln und grillen, dann auf Sticks spießen.

Frucht-Schoko-Spieße: Dunkle Schokolade in einem Töpfchen oder einem kleinen Schokofondue im Wasserbad schmelzen, Erdbeeren, Ananas, Banane, Trauben etc. eintunken und essen.

Tipp

Es macht Spaß, die Fruchtspieße in Schokolade zu tunken. Gleichzeitig gewöhnt sich Ihr Kind an dunkle Schokolade (75 % Kakaoanteil). Wenn die Schokolade schmilzt, gebe ich immer etwas Wasser dazu, bis die Sauce eine schöne dicke Konsistenz hat.

Bullauge

Zutaten:

5 g	Butter oder Distelöl
1	Scheibe Toastbrot
1	Ei
2–3	Kirschtomaten

▪ Butter in einer beschichteten Pfanne bei mittlerer Hitze schmelzen. Mit einem Glas oder Ausstecher ein Loch ausstechen aus dem Brot stechen, das Brot in die Pfanne geben und das Ei in das Loch des Brotes schlagen. Die halbierten Kirschtomaten in der Pfanne am Rand mitgaren.

Oma Doras Fruchtmarmelade

▌ Die Früchte säubern, zerquetschen, zerkleinern oder pürieren – je nach Geschmack.

▌ In einem großen Topf die Früchte, den Zucker und den Zitronensaft zu einem Brei mischen. Dann bei starker Hitze zum Kochen bringen, dabei ständig rühren, sprudelnd 10 Min. kochen, vom Herd nehmen und in vorbereitete saubere warme Gläser füllen und luftdicht verschließen.

Tipp

Diese Marmelade wird nicht fest wie die mit Gelierzucker und sonstigen Geliermitteln, schmeckt dafür aber so viel besser und ist frei von schädlichen Zusatzstoffen. Probieren Sie es, die Belohnung kommt. Bald schmeckt die gekaufte nicht mehr.

Ich koche immer kleine Mengen:

▌ Frisch schmeckt's einfach besser, es geht schnell, der Horror langer Vorbereitungszeit bleibt mir erspart.

▌ Ich friere manche Früchte ein, die man zu späteren Jahreszeiten nicht bekommt, z. B. Aprikosen. Beim Einfrieren bereite ich das Obst schon in den von mir gewünschten Portionen vor.

▌ Ich plane gerne meine Küchenarbeiten voraus. Vorbereitungsarbeiten mache ich gerne vor dem Fernseher im Sitzen, das strengt weniger an. Kinder helfen auch gerne mit, so hat die ganze Familie mehr Spaß daran – mit dem Bonus der Zusammengehörigkeit, und so werden Traditionen weitergeführt und Mama entlastet.

▌ Die Marmelade koche ich meist abends nebenher, während ich das Abendessen vorbereite.

Zutaten:

1 kg	Früchte (Erdbeeren, Himbeeren, Johannisbeeren, Aprikosen, Pflaumen, Orangen etc., im Winter nehme ich gerne auch gefrorene Beeren)
1 kg	Haushaltszucker
2 EL	Traubenzucker
	Saft 1 Zitrone (für Erdbeerenmarmelade von 3 Zitronen)

Kochrezepte für Kinder

Nuss-Schoko-Creme

Zutaten:

75 g Nussmus (aus dem
  Reformhaus oder
  Bioladen)
40 g Butter
1 EL Kakao
1 EL Honig
2 EL Traubenzucker
1 Pr. Meersalz
  Vanillezucker

Nuss-Nougat-Creme steht immer auf der Liste, wenn wir unsere Patienten bitten, eine Weile ein Ernährungsprotokoll zu führen. Ihr Kind soll auch ab und zu in den Genuss kommen. Machen Sie es bitte zur Ausnahme, Nüsse werden in kleinen Mengen gut vertragen. Hier haben Sie ein schönes Rezept, wie Sie eine leckere Nuss-Schoko-Creme schnell selbst herstellen können.

▪ Vom Nussmus das oben liegende Öl in eine Tasse abgießen (nach Entnahme der gebrauchten Menge wieder zugießen). Alle Zutaten mit dem Handrührgerät zu einer glatten Masse verarbeiten und abschmecken. Hält sich abgedeckt oder in einem Schraubglas im Kühlschrank 1 Woche.

Arabischer Kichererbsendip

Zutaten:

1 Dose Kichererbsen
  (Abtropfgewicht
  200 g)
100 g Naturjoghurt
  (laktosefrei)
  Saft $^1/_2$ Zitrone
  Salz
2 TL Traubenzucker
3 TL Olivenöl
1 kleine geschälte
  Knoblauchzehe

▪ Alle Zutaten in eine Schüssel geben und mit dem Zauberstab pürieren, bis es eine glatte Masse ergibt. Mit Salz abschmecken.

Lecker:
▪ auf warmem Toast!

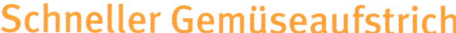

Schneller Gemüseaufstrich

▪ Alle Zutaten in eine Schüssel geben, mit dem Zauberstab pürieren, bis es eine glatte Masse ergibt. Mit Salz und Pfeffer abschmecken.

Zutaten:

250 g	frisch gekochtes gemischtes Karotten-Erbsen-Gemüse alternativ 1 Dose Erbsen und Karotten Saft $^1/_2$ Zitrone
1 EL	Olivenöl
	Salz, Pfeffer
1 EL	Frischkäse

Irische Scones

▪ Mehl, Salz und Natron in einer Schüssel mischen. Langsam Buttermilch und das Öl dazugeben und mit einem Metalllöffel zu einem geschmeidigen Teig rühren (Teig soll leicht knetbar und feucht sein).

▪ Teig herausheben und auf ein mit Mehl bestäubtes Backbrett oder eine Küchenfläche geben. Leicht kneten, Teig 3 cm dick ausrollen. Mit einem runden Förmchen oder einem Wasserglas die Scones ausstechen. Wiederholen bis der Teig verbraucht ist.

▪ Die Scones auf ein mit Mehl bestäubtes Blech legen, mit etwas Buttermilch bepinseln und bei 160 Grad Umluft ca. 20 Min. backen. Abkühlen lassen und servieren.

Zutaten:

500 g	weißes Mehl Type 550 oder »griffig« (bzw. 350 g weißes Mehl und 150 g grob geschrotetes Weizenmehl*)
250 ml	Buttermilch
2 EL	Olivenöl
1	Pr. Salz
$^1/_2$ TL	Natron
	* In der Mühle Mehlkörnung 6 oder 7

Hinweis

Der Laktosegehalt pro Schnitte ist gering und kann daher vernachlässigt werden.

Lecker:

- Köstlich zum Frühstück anstatt normaler Brötchen.
- Belegte Scones sind prima zu einer Party oder für Gäste.
- Nachmittags zum Kaffee mit Schlagsahne und Erdbeermarmelade füllen (natürlich selbst gemacht und ohne Zusatzstoffe) und mit Puderzucker bestreuen.
- Zum Picknick und zwischendurch.

Haltbarkeit:

Wie vieles ohne Zusatzstoffe halten die Scones nur 2 Tage, doch mein Tipp ist, gleich eine doppelte (oder dreifache) Menge zu machen und die Scones noch im Rohzustand einzufrieren und im Ofen nach Bedarf aufzubacken. Dann sind sie wie frisch (die Backzeit dann verdoppeln).

Varianten:

- **Mehl:** Variieren Sie das Mehl, dunkles Mehl oder gemischt.
- **Geschmacksrichtungen:** Kümmel, gemischte Kräuter, geriebener Käse, Mohn, Zucker und Rosinen, gehackte Oliven, gehackte sonnengetrocknete Tomaten, oder gemischte Körner etc.
- Man kann den gesamten Teig natürlich auch **als Brot** backen, dann bitte etwas länger im Ofen lassen (ca. 35–40 Min.). Scones mit Kümmel, Meersalz, Mohn oder geriebenem Käse vor dem Backen bestreuen.
- **Partybrot:** die Scones auf dem Backblech zusammensetzen in Form einer Bienenwabe.

Vorsicht

Beim Mischen der Mehle nicht zu viele Körner und dunkles Mehl verwenden.

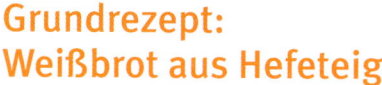

Grundrezept:
Weißbrot aus Hefeteig

Genau wie bei den Scones kann man dieses Grundrezept beliebig variieren. Zeit ist ja unser aller Problem. Ich setze beispielsweise den Teig schon am Abend vorher an und lasse ihn über Nacht gehen, am nächsten Tag brauche ich ihn nur noch kneten und noch mal 1 Stunde gehen lassen.

Zutaten:

700 g	Weizenmehl Type 550
1 ¹/₂ TL	Meersalz
425 ml	lauwarmes Wasser
30 g	frische Hefe

1. Mehl und Salz in einer Schüssel mischen. Im Winter das Mehl im Ofen bei 120 Grad erwärmen. Etwas lauwarmes Wasser in ein Gefäß geben und die Hefe hineinbröckeln.

2. Eine Mulde in das Mehl drücken die Hefemischung und das restliche Wasser hineingießen.

3. Die Mischung mit den Händen zu einem Teig verkneten, der weder an der Schüssel noch an den Händen klebt. Er sollte sich fest anfühlen. Sollte der Teig weich und klebrig sein, mit einem Teelöffel Mehl hinzufügen, bis die richtige Konsistenz erreicht ist. Sollte er zu trocken sein, dann esslöffelweise Wasser hinzufügen.

4. Den Teig auf einer bemehlten Arbeitsfläche 10 Min. kneten, dabei immer wieder auseinanderziehen.

5. Um festzustellen, ob der Teig ausreichend geknetet wurde: 1 Stück zwischen Zeigefinger und Daumen hochziehen, das Stück sollte sich papierdünn ausziehen lassen und fast durchsichtig sein.

6. Den Teig zurück in die Schüssel geben und fest mit Klarsichtfolie verschließen. Gehen lassen, bis sich das Volumen verdoppelt hat. Dies dauert an einem warmen Ort ungefähr 1 Stunde oder über Nacht im Kühlschrank.

7. Den Teig auf der leicht bemehlten Arbeitsfläche fest zusammendrücken. Die großen Luftbläschen werden dabei gleichmäßig verteilt.

8. Den Teig behutsam zu einer ebenmäßigen Kugel formen, aber nicht mehr zu viel bearbeiten. Eine unregelmäßige Form ist besser als ein hartes Brot.

9. Den Teig auf ein Blech setzen, nochmals mit Folie bedecken und 1 Stunde an einem warmen Ort gehen lassen.

10. Inzwischen den Ofen auf 220 Grad Umluft vorheizen.

11. Das Brot aufdecken, mehrere Male mit einem scharfen Messer einschneiden und 35 Min. backen.

12. Mithilfe eines Tuches aus dem Ofen nehmen, umdrehen und mit den Fingerknöcheln auf die Unterseite klopfen: Es sollte hohl klingen wie eine Trommel. Hört es sich dumpf an, das Brot wieder in den Ofen geben und weiter 5 Min. backen. Das Brot vor dem Anschneiden auf dem Gitterrost vollständig auskühlen lassen.

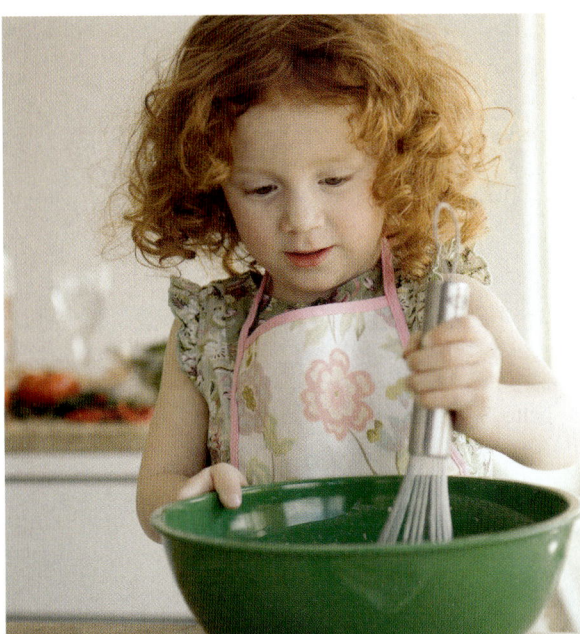

Pausenverpflegung, die den Bauch schont

Fragen Sie Ihr Kind nach seinem Lieblingsbrot oder -brötchen. So haben Sie eine bessere Chance, dass es auch gegessen wird. Es soll ja auch schmecken. Bei Brot, Brötchen und anderen Backwaren bitte Vorsicht bei der Auswahl der Backwaren. Die meisten Bäckereien bieten industriell gebackenes Brot an, hergestellt aus Fertigbackmischungen, die oft Zutaten beinhalten, die hinterher Beschwerden machen können. Stabilisatoren, Emulgatoren etc. sind in vielen Fällen Ballaststoffe! Achten Sie deshalb auf die Inhaltstoffe und fragen Sie nach. Bei Laktose-Unverträglichkeit achten Sie auf Laktose, bei Fruktose- und Sorbit-Unverträglichkeit achten Sie darauf, dass das Brot nicht zu viel Vollkorn hat.

Dinkel macht Beschwerden

Dinkelbrot macht diesen Patienten besondere Beschwerden, deshalb rate ich eher ab davon. Wählen Sie Ciabattabrot, Fladenbrot, Scones, leichtes Vollkornbrot. Ein Lieblingsobst sollte immer dabei sein – aber keine Äpfel oder Birnen. Anstatt dessen lieber Banane, Kiwi, Erdbeeren, Physalis, Honigmelone oder Orangen.

Die richtigen Getränke

Dazu gibt es Säfte (keinen Apfelsaft), gemischt mit Wasser, oder Sie machen Ihre eigene Limonade (S. 109). **Gluco-Fruit** eignet sich hervorragend als Getränk für die Schule oder zwischendurch: ein Sirup aus Sauerkirschen und Glukose und wird mit

INFO

Obst und Gemüse

Viele Eltern glauben, dass ihr Kind nun kein Obst oder Gemüse mehr essen darf. Nichts ist weiter entfernt von der Wahrheit. Natürlich gibt es Sorten, die mehr Fruktose und/oder Sorbit enthalten. Sie sollten sich und Ihr Kind auf keinen Fall verrückt machen mit Tabellen und ausrechnen, wie viel von was wo drinsteckt. Eine gute Richtung, an die Sie sich halten sollten, ist: Äpfel und Birnen haben viel Fruktose und Sorbit, daher ist eine doppelte Belastung da, die auch kaum mit Traubenzucker auszugleichen ist. Das gilt auch für Steinobst und getrocknete Früchte. Bei getrockneten Früchten ist unter Umständen auch der Sorbitanteil sehr hoch. Vorsicht ist auch geboten bei Nüssen, die allerdings in kleinen Mengen vertragen werden. Die Kohlarten, Sauerkraut, Zwiebeln, Hülsenfrüchte können schwer verdaulich sein, kleine Mengen und dann 2 EL Traubenzucker im kochenden Salzwasser helfen. Ich koche alle Suppen und Gemüse, indem ich Traubenzucker dazugebe: mit 2 EL Traubenzucker für 4 Personen.

Kochrezepte für Kinder

Wasser verdünnt. 3 TL auf 300 ml Wasser, kann man verfeinern mit einer Scheibe Zitrone oder Orange. **Gluco-Fruit** können Sie im Internet bestellen oder auch im Reformhaus oder in der Apotheke.

Käse-Tomaten-Brot

Zutaten:

- 2 Scheiben Brot
  Butter
- 2 Scheiben Käse (Gouda, Cheddar, Ziegenkäse, Emmentaler usw.)
- 1 Tomate
- 2 Salatblätter

▮ Brot jeweils auf einer Seite dünn mit Butter bestreichen oder mit selbstgemachtem Brotaufstrich. Die Brotscheiben belegen, zusammenklappen, etwas zusammendrücken und in die Frühstücksbox packen. Eine Portion vom Lieblingsobst dazugeben.

Variante kaltes Bratenbrot:

▮ Wie oben, aber anstatt Käse und Tomaten nehmen wir 2 Scheiben kalten Braten (Roast Beef, Krustenbraten, Schweinebraten, Huhn). Hier kann man, wenn das Kind es mag, ein Gürkchen dazugeben.

Variante Schinken-Käsebrot mit Cranberryrelisch:

▮ Zutaten wie oben, als Belag nehmen Sie 1 Scheibe gekochten Schinken, 1 Scheibe Käse, 1 Seite des Brotes mit etwas Cranberryrelisch bestreichen.

Ei-Salat-Sandwich

Zutaten:

- 2 Scheiben Brot
- 1 hart gekochtes Ei
- 2 Blätter Salat
- 2 Scheiben Salatgurke (nur wenn sie keine Probleme macht)
- 2 Scheiben Tomate, klein gewürfelt
  selbstgemachte Mayonnaise (S. 110) oder etwas Butter

▮ Das Brot dünn mit Mayonnaise oder Butter bestreichen. Salatblätter, Tomaten und Salatgurke, klein schneiden, in einer Schüssel mischen und mit etwas Salz und Pfeffer abschmecken.

▮ Das Ei in Scheiben schneiden, auf das Brot legen, mit dem Gemüse bedecken und die 2. Hälfte Brot drauflegen. Leicht zusammendrücken und in 2 Hälften schneiden.

Tipp

Anstatt Ei können Sie auch nehmen: z. B. kalte Hühnerbrust, Pute, Schinken, Thunfisch, kalte, in Scheiben geschnittene Fleischklöpschen. Kombinieren Sie dazu geraspelte Karotten, geriebenen Käse, gehackte Nüsse – je nach Geschmack.

Bananenbrot

▋ Brot buttern, Banane in Scheiben schneiden und auf das Brot legen, mit Traubenzucker bestäuben mit dem anderen gebutterten Brot abdecken.

Zutaten:

2 Scheiben Brot
　 Butter
1 Banane
　 Traubenzucker

Die leckerste Limonade der Welt

▋ Zucker und 1 Tasse Wasser in einen Topf geben und erhitzen bis der Zucker geschmolzen ist. Zitronensaft und Zuckerwasser in einen Krug geben und mit 3–4 Tassen Wasser (auch Mineralwasser) auffüllen, kalt stellen. Wenn die Limonade zu süß ist, noch etwas Zitronensaft dazugeben. Mit Zitronenscheiben und Minzeblättern servieren.

Variante:

▋ geht wunderbar auch mit Orangen!

Zutaten:

1 Tasse Zucker (kann man auch auf eine $^3/_4$ reduzieren)
1 Tasse Wasser
1 Tasse frisch gepresster Zitronensaft (4–6 Zitronen)
3–4 Tassen kaltes Wasser zum Verdünnen

Holundernade

▋ Alle Zutaten mischen und kühlen, nach Belieben mehr oder weniger Sprudel dazugießen.

Zutaten:

$^1/_2$ l abgekühlter grüner Tee
25 ml Holundersirup
$^1/_4$ l Sprudel (medium)

Smoothies Grundrezept

▋ Beeren mit Eiswürfeln und der Milch pürieren. Zucker und Joghurt dazugeben, aufmixen und in ein Glas geben. Auf Süße testen, manchmal muss man etwas Zucker hinzufügen.

Tipp

Gut passen Erdbeeren, Himbeeren, Banane, Orangen (mit frischen Orangenstückchen), Mandarinen, Kiwi, Kirschen, Mangos, Ananas und Kokos. Lecker dazu schmecken Hefe- und Hirseflocken.

Zutaten:

1 Tasse Beeren oder Füchte
6 Eiswürfel
$^1/_2$ Tasse Milch (laktosefrei)
2 TL Traubenzucker
$^1/_2$ Tasse Naturjoghurt (laktosefrei)
　 Saft $^1/_2$ Orange

Kochrezepte für Kinder

Leckere Saucen und Dips

Mayonnaise

Zutaten:

1	Ei
225–250 ml	Rapsöl (oder je nach Geschmack z. B. Sonnenblumenöl, Distelöl oder gemischt)
1 TL	Dijonsenf
	Salz, Pfeffer
1 EL	Zitronensaft

Diese Mayonnaise ist eine leichte Variante, man kann auch 3 Eigelb nehmen anstatt einem ganzen Ei, das ergibt eine reichhaltigere Sauce und entspricht dem Originalrezept. Die leichte Form habe ich kreiert. Sie ist weniger schwer.

▪ Das Ei in ein tiefes Gefäß geben, Salz, Pfeffer und Senf dazugeben und mit dem Zauberstab mixen. Nun langsam das Öl dazugeben in etwas mehr als Tröpfelgeschwindigkeit, während man die ganze Zeit mixt, bis die Mayonnaise eine puddingartige Konsistenz hat. Abschmecken und fertig.

INFO

Was tun, wenn die Mayonnaise gerinnt?

Man trennt ein Ei und gibt das Eigelb in ein neues tiefes Gefäß. Dann mit dem Zauberstab in der einen Hand langsam die geronnene Mayonnaise untermixen, bis die Mayonnaise die gewünschte Konsistenz hat. Das Wichtigste ist, dass man die Flüssigkeit so langsam wie möglich zum Ei gibt.

Varianten:

▪ **Sauce Aioli:** fügen Sie eine geschälte Knoblauchzehe zu dem Ei, bevor die Mayonnaise geschlagen wird. **Passt gut zu:** Zu Schalen- und Krustentieren, zu gegrilltem Fleisch oder Fisch, zum Fleisch- und Gemüsefondue, Grillfleisch und Würsten.

▪ **Curry-Mayonnaise:** Mayonnaisegrundrezept, plus 2 TL Currypulver. **Passt gut zu:** Fleischfondue oder als Variante zu normalem Geflügelsalat, Nudelsalat, Kartoffelsalat oder auch zu Grillfleisch und Würsten.

▮ **Dill-Mayonnaise:** Mayonnaisegrundrezept plus 1 EL gehackter Dill, notfalls auch getrockneter Dill. **Passt gut zu:** frischem Fisch.

▮ **Kräutermayonnaise:** Mayonnaisegrundrezept mit frisch gehackten Kräutern nach Wahl. **Passt gut zu:** Fisch und Fleisch.

▮ **Sauce Mousseline:** Mayonnaisegrundrezept mit 2 EL Schlagsahne mischen. **Passt gut zu:** kaltem Spargel.

Mein Tipp

Probieren Sie die Varianten auch als Aufstrich anstatt Butter!

Sauce Tatare

▮ Alle Zutaten mischen und gut verrühren, abschmecken und fertig.

Passt gut zu:

▮ Gekochtem Ei im Glas zum Frühstück oder hart gekochten Eiern zum Abendbrot.

▮ Fisch (gebraten oder pochiert).

▮ Kaltem Fleisch.

Info

Das Originalrezept stellt man mit Mayonnaise her, Senf lässt man weg.

Zutaten:

500 ml	Naturjoghurt (schnittfest, laktosefrei)
	Salz, Pfeffer
2	Gewürzgurken fein gewürfelt
2 EL	Kapern (kann man auch weglassen)
3 TL	Senf
1 TL	Schnittlauchröllchen

Kochrezepte für Kinder

Joghurt-Dill-Sauce

Zutaten:

500 ml Naturjoghurt (laktosefrei)
Salz, Pfeffer
1 Bund frisch gehackter Dill oder 1 EL getrockneter Dill

▪ Alle Zutaten verrühren und mindestens 1 Stunde ziehen lassen

Tipp

2 EL frisch gehackte Minze anstatt Dill schmeckt fantastisch zum gegrillten Lamm, insbesondere im Sommer hat es einen wunderbaren kühlenden Effekt.

Passt gut zu:
▪ Salat, Fisch und Garnelen.

Cocktail-Joghurt-Sauce

Zutaten:

250 ml Naturjoghurt (laktosefrei)
Salz, Pfeffer
1 EL selbstgemachtes Tomatenketchup (S. 113)
1 Schuss Worcestersauce

▪ Alle Zutaten verrühren und abschmecken.

Passt gut zu:
▪ Krabbencocktail, als Dip für große Garnelen.
▪ Fondue, gegrilltem Fleisch, kaltem Braten.

Joghurt-Zimt-Sauce

Zutaten:

500 ml Naturjoghurt
2–3 TL Zimt
Zucker nach Geschmack

▪ Alle Zutaten verrühren und 30 Min. ziehen lassen.

Passt gut zu:
▪ Früchtekompott.
▪ Auch mit frischer Vanille sehr lecker!

Johannisbeer- oder Cranberryrelish

- Die Beeren waschen und putzen. Wasser und Zucker in einen Topf geben und kochen, bis es anfängt zu karamelisieren. Johannisbeeren oder Cranberries dazugeben und mit Balsamico ablöschen.

- 10 Min. köcheln lassen, Tomatenmark und Rosmarin dazugeben und mit Salz und Pfeffer abschmecken. In ein Glas füllen und auskühlen lassen.

Passt gut zu:

- Gegrilltem Fleisch, kaltem Braten.
- Käse, als Topping auf überbackenes Käsebrot.
- Gebackenen Kartoffelecken.
- Bratwürsten, Frikadellen.
- Knusprigen Hühnerschenkeln oder Hühnerbrust.

Zutaten:

500 g	Johannisbeeren oder Cranberries
150 ml	Wasser
100 g	Zucker
1 EL	Traubenzucker
2–3 EL	Balsamico
3 EL	Tomatenmark
2 TL	Rosmarin, fein gehackt
	Salz, Pfeffer

Tomatenketchup

- Die Zwiebel mit Wasser bedeckt aufkochen, 15 Min. köcheln lassen. Die Tomaten und restlichen Zutaten dazugeben, unter ständigem Rühren 30 Min. köcheln und 15 Min. kühlen lassen

- Das Lorbeerblatt entfernen und alles mit einem Pürierstab pürieren und in Gläser füllen.

Tipp

Je nach Flüssigkeitsgehalt der Tomaten kochen Sie das Ketchup so lange, bis es die richtige Konsistenz hat.

Zutaten:

$1/2$	mittelgroße Zwiebel
500 g	Tomaten (frisch oder aus der Dose)
75 g	Rosinen
75 g	Korinthen
150 g	brauner Zucker
2 EL	Traubenzucker
250 ml	Weinessig oder weißer Balsamico
1	Msp. Zimt
$1/2$ TL	Salz
1	Lorbeerblatt
1 EL	Senfkörner

113

Kochrezepte für Kinder

Hauptgerichte

För die Hauptgerichte gibt es einiges zu beachten. Brühe machen Sie besser selbst, denn man kann sich auf Fertigbrühen nicht verlassen. Und die Fonds, die man im Fachgeschäft oder im Supermarkt kaufen kann, sind sehr teuer. Erfahrungsgemäß ist eine Fleisch- oder Geflügelbrühe eher geeignet als eine Gemüsebrühe, auch wenn sie selbst hergestellt ist. Bei sehr empfindlichen Patienten kann die Gemüsebrühe schon zu viel sein.

Ich mache das einmal in der Woche, lasse die Brühe abkühlen, fülle sie in ½-Liter-Portionen in Gefrierbeutel und friere sie ein. Kurz vor Gebrauch lasse ich warmes Wasser über den Beutel laufen, schäle den gefrorenen Brüheeisklumpen aus der Tüte und gebe ihn direkt in meine Sauce, in den Eintopf oder in die Suppe.

Kohlenhydrate reduzieren: Ansonsten finden Sie bei den Rezepten nicht immer Gemüse oder Salat, doch ist es selbstverständlich, dass das eine oder andere im Turnus dazugehört. Es wird mir immer wieder berichtet, dass die Kinder kein Gemüse mögen, die Mütter viel zu oft zu viele Kohlenhydrate anbieten. Wie oft habe ich in der Beratung in Anwesenheit der Kinder empfohlen, auch mal öfters ein kleines Steak, Hühnerschenkelchen, Hühnerbrüstchen, Schweinemedaillon oder Lammkotelette dazuzugeben, ganz einfach mit Salz, Pfeffer und Rosenpaprika gewürzt und kurz angebraten oder, um Fett zu reduzieren, unter dem Grill im Backofen zu garen. Kartoffeln, Nudeln, Reis im Salzwasser mit Traubenzucker kochen. Für 4 Personen ca. 2 EL Traubenzucker in das kochende Salzwasser geben. Kartoffeln, Reis und Nudeln sollten immer die kleinste Portion auf dem Teller sein.

Hinweis

Die Hauptgerichte sind immer für 4 Personen berechnet!

Grundrezept Brühe

■ Fleisch in einen Topf geben mit Wasser und mit 2 TL Salz zum Kochen bringen, wenn Schaum entsteht, diesen mit einer Schöpfkelle vorsichtig abnehmen, Hitze reduzieren und 2 Stunden köcheln lassen. Mit Salz abschmecken und abkühlen lassen.

Tipp

Aus dem Fleisch können Sie kalte Salate machen oder es als kalten Aufschnitt genießen, z. B. auf dem Pausenbrot.

Zutaten:

1	Huhn oder 500 g Suppenfleisch (Rind plus Suppenknochen)
	Meersalz
3 l	Wasser

Geschmortes Zitronenhuhn

■ Huhn von allen Seiten mit Salz, Pfeffer und leicht mit Rosenpaprika einreiben. Butter in einem großen Topf bei niedriger Hitze zerlassen. Das Huhn in den Topf geben und mit der Hälfte der Kräuter und Zitronenschale bestreuen.

■ Den Deckel schließen und das Huhn ca. 1 Stunde langsam im Topf dämpfen, dabei den Deckel nicht hochheben. Den Topf ab und zu leicht rütteln, damit das Huhn nicht anklebt. Den Gartest machen (mit einer Messerspitze in das Gelenk des Hühnerbeins stechen: wenn der Saft weiß ist, dann ist das Huhn gar).

■ Huhn herausnehmen und in Stücke teilen. Den Grill des Backofens vorheizen, die Hühnerteile auf ein Backblech legen, die Haut nach oben, mit braunem Zucker bestreuen und mit einer winzigen Menge des Hühnersuds beträufeln. Unter den

Zutaten:

1	frisches Huhn
	Salz, Pfeffer, Rosenpaprika
30 g	Butter
3	Zweige Estragon, fein gehackt, ersatzweise 1 Zweig Rosmarin
1	Saft und abgeriebene Schale 1 Zitrone
1–2 EL	brauner Zucker

Grill schieben. Wenn kein Grill vorhanden ist, im Backofen bei gleicher Hitze knusprig bräunen.

▍ In der Zwischenzeit den Saft/Sud im Topf noch mal aufköcheln, eventuell Fett vorsichtig abschöpfen, Zitronensaft und Kräuter dazugeben. Je nach Geschmack mit etwas braunem Zucker abschmecken. Das knusprige Huhn auf Teller verteilen, mit Bandnudeln und Salat servieren, die Sauce dazureichen.

Tipp

Man kann genauso gut auch Hühnerschenkel oder Hühnerbrüste dazunehmen, so verringert man die Garzeit.

Schnelles Gemüse-Hühner-Frikassee

Zutaten:

250 g	Karotten in Würfel geschnitten
250 g	Erbsen
$^1/_2$ l	selbstgemachte Hühnerbrühe (S. 115)
4	Hühnerbrüste
$^1/_4$ l	Sahne (laktosefrei) abgeriebene Schale von 1 Zitrone
2	Eigelb Salz und Pfeffer
1 EL	Petersilie, gehackt

▍ Karotten würfeln. Gemüse in der Brühe 15 Minuten garen. Das Fleisch in mundgerechte Stücke schneiden und mit der Zitronenschale zu dem gegarten Gemüse geben und weitere 10 Min. bei schwacher Hitze garen.

▍ Gemüse und Huhn aus der Brühe schöpfen, in eine Schüssel geben und warm halten. Die Sahne in die Brühe rühren und bei schwacher Hitze eindicken lassen. Vom Herd nehmen, etwas kühlen lassen, dann das Eigelb mit dem Schneebesen einschlagen, vorsichtig auf dem Herd unter konstantem Rühren noch mal wärmen, aber auf keinen Fall kochen lassen, sonst gerinnt das Ei.

■ Die Sauce über das Huhn und Gemüse gießen, mit Petersilie bestreuen und servieren. Für Kinder passen Nudeln hervorragend dazu, auch Kartoffeln sind eine Option, doch immer nur in kleinen Mengen.

Hühnerbrüstchen Saltimbocca

■ Den Backofen auf 160 Grad vorheizen. Das Fleisch auf ein Brett legen und mit Salz und Pfeffer würzen. Knoblauch hacken, damit das Fleisch bestreuen, den Mozzarella zerpflücken, auf dem Fleisch verteilen und auf jedes Stück Fleisch 1 Scheibe Schinken legen und zu einer Roulade aufrollen. Mit einem Zahnstocher feststecken.

■ Das Fleisch in eine feuerfeste Form legen. Öl und Brühe mit dem Schneebesen aufschlagen und über die Huhnrouladen gießen, den Parmesan darüberstreuen und für ca. 30 Minuten im Backofen garen. Dazu passen Spaghetti und Salat oder ein leckeres gemischtes Gemüse.

Zutaten:

4	Hühnerbrüste ohne Haut
	Salz, Pfeffer
2 TL	Knoblauch
2	Kugeln Mozzarella
4	Scheiben italienischer Schinken
50 ml	selbstgemachte Hühnerbrühe (S. 115)
$^1/_4$	Tasse Olivenöl
100 g	grob geriebener Parmesankäse

Kochrezepte für Kinder

Knusper-Knusper-Hühnerbeine

Zutaten:

4 Hühnerschenkel
Salz
Rosmarin oder andere
Kräuter
4 Scheiben Zitrone
nach Geschmack etwas
Knoblauch

▌ Den Backofen (Umluft) auf 160 Grad vorheizen. Hühnerschenkel salzen und mit Kräutern würzen (schmeckt aber auch wunderbar ohne Kräuter). Hühnerschenkel auf ein mit Folie ausgelegtes Backblech legen. Haut nach oben und die Scheibe Zitrone unter den Schenkel schieben.

▌ Im Ofen 35 bis 40 Min. backen. Wenn Sie mit einer Messerspitze in das Gelenk stechen und der Saft farblos ist, dann ist das Fleisch durch und saftig, die Haut sollte knusprig sein.

Beilagen:

Gebackene Kartoffelecken, Kartoffelbrei, Nudeln und gemischter Salat.

Boak-Boak-Eintopf

Zutaten:

1 Hähnchen
4 Karotten
250 g tiefgekühlte Erbsen
2 Stangen Lauch
3 Stangen Sellerie
1 Hand voll Brokkoli-
oder Blumenkohl-
röschen
2 l Wasser
Salz, Pfeffer
250 g Hörnchennudeln
oder Lieblingsnudeln
1 EL gehackte Petersilie

▌ Das Hähnchen in 6 Stücke teilen und häuten. Karotten schälen und in fingergroße Stücke schneiden. Hühnerstücke in einen großen Topf oder Wok geben, Karotten dazugeben und mit 2 l Wasser auffüllen.

▌ Zum Kochen bringen und langsam für ½ Stunde köcheln lassen. Lauch und Sellerie waschen, putzen und in Stücke schneiden. Brokkoli und Blumenkohl waschen. Das Gemüse dazugeben und 15–20 Min. köcheln lassen. Die Nudeln kochen und abgießen, zur Seite stellen. Eintopf abschmecken. Zum Servieren die Nudeln dazugeben und den Boak-Boak-Eintopf mit Petersilie bestreuen.

Tacco Tacco!

■ Das Hackfleisch braten, würzen und in ein Schüsselchen geben. Thunfisch mit Joghurt, Salz und Pfeffer und etwas Zitronensaft mischen und abschmecken. Auch in ein Schüsselchen geben. Tomaten, Salat, waschen, putzen, zusammen mit den Gewürzgurken klein schneiden und auf Schälchen verteilen.

■ Jetzt kann sich jeder sein Tacco so zusammenstellen wie er möchte. Es geht ungefähr so: erst etwas Salat als untere Schicht, dann etwas Fleisch oder Fisch, dann Tomate, Gurke und so weiter, zum Schluss etwas Sauce Tatare darübergeben.

Tipp
Ein lustiges und leckeres Essen, und jeder kann es sich so selbst zusammenstellen, wie es ihm schmeckt.

Zutaten:

250 g	Rinder- oder Hühnerhackfleisch
250 g	Thunfisch in Wasser
1–2 EL	Naturjoghurt (laktosefrei)
	Salz, Pfeffer, etwas Zitronensaft
1	Salatkopf
3	Tomaten
4	Gewürzgürkchen
1	Portion Sauce Tatare (S. 111)
12	Tacco-Schalen (gibt es im Supermarkt fertig zu kaufen)

Bunte Hühner-Asia-Pfanne

■ Das Öl im Wok. Knoblauch durchpressen, Frühlingszwiebeln in 4 cm große Stücke schneiden. Beides mit dem Ingwer und Salz in den Wok geben. Das Fleisch in Streifen schneiden zugeben und umrühren, bis sie nicht mehr rosa sind.

■ Kohl in Streifen schneiden. Chinakohl, Karotten und Zuckererbsen sowie die Brühe zugeben und 2 Min. rühren. In einer kleinen Schüssel Zucker und Sojasauce mischen und unter ständigem Rühren dazugeben. 2 Min. rühren („Stir Fry") und sofort servieren.

Zutaten:

2 EL	Erdnussöl
1	Knoblauchzehe
1 TL	geraspelter Ingwer
1	Bund Frühlingszwiebeln
1 TL	Salz
500 g	Hühnerbrüstchen
1	Tasse Chinakohl
1	Tasse geraspelte Karotte
2	Tassen Zuckererbsen
1	Tasse Hühnerbrühe
2 EL	Sojasauce
2 EL	brauner Zucker

Kochrezepte für Kinder

Fleischbällchen Hot Pot

Zutaten:

3–4	Bund Suppengrün oder Karotten, Erbsen, Lauch (nach Geschmack)
1–2 l	Wasser oder Brühe
500 g	Rinderhackfleisch (oder gemischtes Hackfleisch)
2	Scones oder 2 Brötchen, eingeweicht Meersalz, Pfeffer, Paprika
1 TL	Senf
1	Ei Worcestersauce und Sojasauce
1	Bund gemischte Kräuter

▌ Gemüse putzen und in kleine mundgerechte Stücke schneiden. Brühe oder Wasser in einen Topf geben und mit dem Gemüse zum Kochen bringen, salzen. Wenn es kocht, die Temperatur reduzieren und langsam köcheln lassen.

▌ Rinderhack in einer Schüssel mit dem eingeweichten und ausgedrückten Brot und Salz, Pfeffer, Senf, Paprika, Ei und den Saucen verkneten und aus der Masse kleine golfballgroße Bällchen formen.

▌ Die Fleischbällchen zum Gemüse geben und noch 20 Min. mit köcheln. Mit Salz und Pfeffer abschmecken, gehackte Kräuter dazugeben und servieren.

Muh-Muh-Burger

Der Burger ist ein Lieblingsessen für Kinder. Traditionell ist er aus Rinderhack gemacht, doch andere Fleischsorten eignen sich genauso gut wie auch Fisch. Das Grundrezept gilt für alle anderen Burger auch. Ich mache gerne gleich größere Mengen und friere sie dann auf dem Backblech ein. Danach werden die Burger eingetütet und kommen wieder in die Gefriertruhe.

Lassen Sie Ihre Kinder helfen:
Das macht viel Spaß und die Kinder lernen gleich noch etwas dazu. Übrigens sind sie auch toll zum Grillen. Anstatt der üblichen Burgerbrötchen neh-

men Sie doch mal Fladenbrot. Ich steche mit runden Förmchen oder von der Größe her passendem Trinkglas das Brot aus, bevor ich es toaste. Es ist besser bekömmlich als herkömmliche Burgerbrötchen.

▪ Hackfleisch mit Salz, Pfeffer, Ei, Senf, Worcestersauce, Sojasauce und den Kräutern verkneten. Abschmecken, aus dem Fleischteig einen Laib formen (in etwa die Größe der Brote) und mit einem Messer mit der stumpfen Seite 4 Scheiben abschneiden.

▪ Den Backofen vorheizen (160 Grad Umluft oder Grill). Burger auf ein mit Backpapier ausgelegtes Backblech legen und ca. 10 Min. backen. Die Brote aufklappen und toasten.

▪ Die Brote mit Saucen bestreichen, mit je einem Salatblatt und Tomate belegen, die gegrillten Burger darauf legen, mit Gewürzgurke belegen und die andere Brothälfte als Deckel benutzen. Auf einem Teller mit einem leckeren Salat anrichten.

Tipp

Ich habe mit Absicht keine Kartoffelecken vorgesehen als Beilage, da die Kohlenhydratzufuhr zu groß wäre. Versuchen Sie es auch mal ohne, lieber mit etwas mehr Salat.

Varianten:

▪ **Chicken-Burger:** Zutaten hier sind dieselben, doch anstatt Rindfleisch nimmt man Gehacktes vom Huhn. Wenn Sie es beim Metzger nicht bekommen, können Sie Hühnerbrust einfach selber durch den Fleischwolf drehen.

▪ **Fisch-Burger:** Hierzu nehmen Sie Kabeljau, Rotbarsch, Wels etc. und hacken ihn sehr fein

Zutaten:

500 g	Rinderhack
	Salz, Pfeffer
1	Ei
1 TL	Senf
1	Schuss Worcestersauce
1	Schuss Sojasauce
	frisch gehackte Kräuter nach Wahl
4	rund ausgeschnittene Stücke Fladenbrot
4	Blätter Salat
4	Scheiben Tomate
4	Scheiben Gewürzgurke
	wahlweise Mayonnaise (S. 110), Ketchup (S. 113), eine oder mehrere Joghurtsaucen (S. 112)

oder drehen ihn durch den Fleischwolf. Lecker schmeckt abgeriebene Zitronenschale in der Fischbulette.

- **Bratwurst-Burger:** Sehr lecker und geht ganz schnell. Nehmen Sie eine grobe Bratwurst pro Person und drücken Sie das Bratwurstmett aus der Haut und formen daraus die typische Burgerform.

Räuberspieße

Zutaten Marinade:

2 TL	Tomatenketchup (S. 113)
1 TL	mildes Currypulver
2 TL	Olivenöl
	Salz, Pfeffer

Zutaten pro Spieß:

100 g	Hühnerbrust
$^1/_4$	rote Paprika
2	Scheiben roher Schinken
2–3	kleine Champignons
1	Holzspieß

- Den Backofen auf 160 Grad vorheizen. Die Marinade verrühren, sodass es eine geschmeidige Sauce gibt. Das Fleisch in Würfel schneiden und darin für 10 Min. marinieren.

- Paprika schälen und würfeln. Abwechselnd Fleisch, Paprika, aufgerollten Schinken und Champignons auf einen Spieß stecken. Die Spieße 15–20 Min. backen, zwischendurch drehen.

Shepherds Pie

Dieses Gericht stammt aus England und hat seinen Ursprung bei den Schafhirten. Später wurde es übernommen von der Mittelklasse. Ein Resteessen vom Feinsten, denn am Sonntag gab es immer einen großen Braten (Lamm, Roast Beef, Schwein oder Sonstiges). Das übriggebliebene Fleisch wurde durch den Fleischwolf gedreht, dazu gab es das restliche Gemüse und Sauce mit einem Topping von Kartoffelbrei. Heute kann man es auch ganz einfach mit Hackfleisch machen, es ist einfach und kocht sich fast von selbst. Ein Hit für Kinder, es enthält alles, was Kinder brauchen zum Sattwerden und für ihre Vitalstoffversorgung.

- Die Zwiebel schälen und hacken. Öl in einem Topf erhitzen, Rinderhack dazugeben und unter ständigem Rühren anbraten und bräunen. Salz, Pfeffer und Paprika dazugeben. Zwiebel dazugeben und andünsten, Senf, Soja- und Worcestersauce dazugeben.

- Das Gemüse mit einrühren, Brühe dazugeben und ½ Stunde köcheln lassen. Die Kartoffeln schälen, mit etwas Salz aufsetzen und gar kochen. Kartoffeln stampfen, mit Butter, Traubenzucker und warmer Milch zu einem Brei rühren.

- Fleisch und Gemüse in eine feuerfeste Form füllen, gegebenenfalls etwas andicken mit Kartoffelmehl, den Kartoffelbrei vorsichtig darüberlöffeln und im vorgeheizten Grill oder Ofen bei 160 Grad überbacken. Mit einem leckeren Salat servieren.

Tipp

Passen Sie auf, dass das tiefgekühlte Gemüse nicht manipuliert worden ist mit Zusatzstoffen. Wenn hingegen nichts weiter auf der Zutatenliste steht, ist auch nichts drin.

Variationen:
- Schmeckt auch prima mit Huhn, Lamm, Wild, Fisch, Fleischresten und gemischtem Hack.

Zutaten:

1	Zwiebel
500 g	Rinderhack (wahlweise Bratenreste)
	Salz, Pfeffer
1 TL	Paprika edelsüß
2 TL	Senf
	Worcestersauce und Sojasauce (1 Schuss)
350 g	Gemüse oder z. B. tiefgekühltes Suppengemüse, Erbsen und Karotten
$^1/_2$–$^3/_4$ l	selbst gemachte Brühe (S.64)
	Olivenöl

Zutaten für den Kartoffelbrei:

1 $^1/_2$ kg	Kartoffeln
30 g	Butter
$^1/_4$ l	warme Milch (laktosefrei)
1 EL	Traubenzucker

Kochrezepte für Kinder

Quiche Lorraine

Zutaten:

1	Rolle Blätterteig oder 300 g frisch vom Bäcker
	Mehl
3	Frühlingszwiebeln
250 g	rohe Schinkenwürfel
6	Eier
250 ml	Milch oder Sahne (laktosefrei)
250 g	geriebener Käse (Emmentaler, Cheddar)
	Salz, Pfeffer, Muskatnuss

▌ Den Backofen auf 160 Grad vorheizen. Blätterteig ausrollen und eine Quicheform damit auslegen (den Rand nicht vergessen). Frühlingszwiebeln putzen und fein würfeln, Schinkenwürfel und geriebenen Käse in einer Schüssel gut mischen. In der Form verteilen.

▌ Eier und Milch oder Sahne verschlagen, mit Salz, Pfeffer und Muskat würzen. Die Eiermilch über die Schinken-Käse-Mischung gießen und die Quiche 40 Min. goldbraun backen.

Varianten:

▌ Man kann der Quiche auch noch Gemüse zufügen, beispielsweise Brokkoli, Tomaten, Erbsen, Zucchini, Auberginen. Auch die Mischung aus Lachs und Spinat schmeckt prima.

Colcannon mit Bratwürstchen

Zutaten:

2 1/2 kg	Kartoffeln
2 EL	Traubenzucker
1	Spitzkohl oder Chinakohl
1	kleine Zwiebel
25 g	Butter
	Salz und Pfeffer
1/4 l	warme Milch (laktosefrei)
2 EL	frisch gehackte Petersilie
4	grobe Bratwürste

▌ Kartoffeln schälen, in kleine Stücke schneiden und im Salzwasser und 1 EL Traubenzucker weich kochen. Kohl in Streifen schneiden, in Salzwasser garen, gut abtropfen lassen. Die Bratwürste im Backofen grillen. Zwiebel würfeln und in der Butter goldgelb dünsten. Kartoffeln abgießen, stampfen, mit der Zwiebelbutter, dem restlichen Traubenzucker und der Milch zu einem Kartoffelbrei rühren. Kohl runterheben.

▌ Colcannon in kleinen Bergen auf den Teller verteilen, die Bratwürste halbieren und in die Colcannonberge stecken.

Variante:

▪ Alternativ können Sie gebratene Speckwürfel in den Colcannon mischen und einen Salat dazu reichen.

Lammkebab

Kinder lieben Fleisch am Spieß, anstatt Lamm können Sie auch Pute oder Hühnerbrüstchen nehmen. Ich schlage Ihnen ein Grundrezept vor, Sie variieren es, wie Sie möchten. Wichtig ist dabei die Marinade und dass das Fleisch über Nacht im Kühlschrank durchziehen kann.

▪ Alle Zutaten für die Marinade gut verrühren. Fleisch würfeln, dazugeben und gut mit der Marinade vermischen. Über Nacht im Kühlschrank ziehen lassen. Den Backofengrill auf 180 Grad vorheizen.

▪ Paprika schälen und würfeln. Das Fleisch abwechselnd mit Tomaten und Paprika auf Spieße stecken, auf ein Backblech legen und 10–15 Min. grillen. Ab und zu wenden und mit der restlichen Marinade bestreichen.

Zutaten für 4 Personen:

Marinade:

4 EL	Olivenöl
3 EL	Zitronensaft
1 TL	frischer Rosmarin oder Thymian Salz, Pfeffer
1	gehackte Knoblauchzehe

Für die Spieße:

700 g	Lammfleisch aus der Keule
1	gelbe Paprika
12	Kirschtomaten

Fischküchlein

▪ Den Fisch salzen und mit etwas Zitronensaft beträufeln, in Alufolie einschlagen und im vorgeheizten Ofen (160 Grad) ungefähr 10 Min. glasig garen.

Zutaten:

400 g	frisches Kabeljau- oder Schellfischfilet Zitronensaft

2 große mehlig kochende Kartoffeln
25 g Butter
$^1/_2$ Bund frische Petersilie, gehackt
frisch geriebene Muskatnuss
fein geriebene Schale 1 Zitrone
4 EL Weizenmehl
$^1/_2$ TL Rosenpaprika
3 EL Olivenöl
Salz, Pfeffer
1 EL Traubenzucker

▌ Kartoffeln schälen, vierteln und weich kochen. Kartoffeln mit Butter, Petersilie, Muskatnuss, Traubenzucker und Zitronenschale zu einem Kartoffelbrei verarbeiten.

▌ Den Fisch aus der Folie nehmen, gegebenenfalls die Haut abziehen und den Fisch in kleine Stücke teilen und vorsichtig unter den Kartoffelbrei heben. Nochmals abschmecken, notfalls nach Geschmack nachwürzen, 10–15 Minuten abkühlen lassen.

▌ Den Brei in 8 Portionen aufteilen und in runde Küchlein formen. Im Kühlschrank mindestens 30 Minuten ruhen lassen, kann auch über Nacht sein.

▌ Das Mehl mit Rosenpaprika und Salz würzen. Die Küchlein darin wälzen und im Öl von beiden Seiten goldbraun und knusprig braten. Auf Küchenkrepp abtropfen lassen und mit einem frischen Salat und einem Stück Zitrone servieren.

Tipp

Die Küchlein fallen nicht auseinander, je länger sie im Kühlschrank gekühlt worden sind. Und dieses Rezept schmeckt auch sehr fein mit Lachs.

Schlemmer-Fisch selbstgemacht

▮ Den Ofen auf 180 Grad (Umluft) vorheizen. Das Fischfilet in 4 gleichmäßige Stücke schneiden. Eine feuerfeste Form mit etwas von der Butter einfetten. Die Frühlingszwiebeln fein schneiden, die Hälfte in der Form verteilen.

▮ Den Fisch salzen und pfeffern. Im Original wird der Fisch aufgerollt, man kann ihn aber auch in Stücken in die Form legen. Den Rest der Frühlingszwiebeln, Petersilie, Brotkrümel, Brühe, Sahne und ausgelassene Butter darübergießen und für 20 Minuten im vorgeheizten Ofen backen. Dazu passt ein grüner Salat und Vollkornbaguette oder Kartoffeln.

Zutaten:

800 g	Fischfilet
	Salz, Pfeffer
50 g	Butter
2	Frühlingszwiebeln, fein geschnitten
$^1/_4$	Tasse frische Brotkrümel
1 EL	Petersilie, gehackt
$^1/_4$	Tasse Brühe
$^1/_4$	Tasse Sahne

Fischtortilla

▮ Öl in einer beschichteten Pfanne bei mittlerer Temperatur erhitzen. Kartoffeln, Petersilie und Schnittlauchröllchen hineinrühren und 5 Minuten braten, dabei leicht in der Pfanne andrücken. Fisch auf den Kartoffeln verteilen.

▮ Eier mit Salz und Pfeffer verschlagen und über die Kartoffeln und Fisch verteilen. Zugedeckt 20 Min. bei schwacher Hitze garen. In kuchenartige Stücke schneiden – dazu gibt es einen knackigen Salat.

Zutaten:

60 ml	Olivenöl
400 g	traubenzuckergekochte Kartoffeln, in feine Scheiben geschnitten
2 EL	glatte Petersilie, gehackt
2 EL	Schnittlauchröllchen
400 g	Fischfilet, in 2 cm Streifen oder Würfel geschnitten
	abgeriebene Schale 1 Zitrone
6	große Eier
1 TL	Meersalz
	frisch geriebener Pfeffer

Kochrezepte für Kinder

Fischklopse Königsberger Art

Zutaten:

³/₄ l	selbst gemachte Fisch- oder Gemüsebrühe (S. 115)
800 g	Fischfilet
3	Scheiben Weißbrot oder die gleiche Menge alte Brötchen
1	Ei
1	Eigelb
	abgeriebene Schale und Saft 1 Zitrone
	Salz und Pfeffer
2 EL	Petersilie, gehackt
25 g	Butter
2–3 EL	Mehl

❚ Brühe in einen Topf geben und zum Köcheln bringen. In der Zwischenzeit den Fisch durch den Fleischwolf drehen und das Brot in kaltem Wasser einweichen. Fisch zusammen mit dem ausgedrückten Brot, dem Ei, der Zitronenschale und ¾ Petersilie zu einem Teig kneten und kräftig mit Salz und Pfeffer würzen.

❚ Kleine Klöpschen formen und im Sud 10 Min. ziehen lassen. Die Klopse herausnehmen und warm halten. In einem anderen Topf die Butter schmelzen und das Mehl unterrühren und anschwitzen. Nun langsam Kelle für Kelle die Brühe zufügen und mit einem Schneebesen rühren, bis alle Klümpchen verschwinden.

❚ Die Sauce vom Herd nehmen, kurz abkühlen lassen, dann das Eigelb einrühren (Sauce nicht mehr kochen lassen!), mit Zitronensaft und Petersilie abschmecken, die Klopse in die Sauce geben und mit kleinen Portionen Reis und Salat servieren.

Varianten:
Wer etwas mehr Farbe mag, fügt gekochte gewürfelte Karotten und Erbsen hinzu.

Fischfingers

■ Den Ofen auf 100 Grad vorheizen. Den Fisch in fingerlange Stücke schneiden. In einem tiefen Teller die Eier verschlagen und mit Salz und Pfeffer würzen. Die Semmelbrösel in einen 2. tiefen Teller geben.

■ Eine große Pfanne mit so viel Öl erwärmen, dass der Boden gut bedeckt ist. Die Fischstücke zuerst in Ei, dann in den Semmelbröseln wenden und langsam von allen Seiten goldgelb ausbraten. Die fertig gebratenen Fischstücke auf Küchenpapier etwas abtropfen lassen, bevor Sie diese in den Ofen zum Warmhalten geben.

■ Die Fischfingers auf einer Platte anrichten, zusammen mit Zitronenvierteln servieren und die Sauce Tatare (S. 111) dazu reichen.

Zutaten:

800 g	Fischfilet
3–4 EL	Öl
2	Eier
	Salz, Pfeffer
100–150 g	selbstgemachte Semmelbrösel

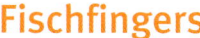

Tipp

Suchen Sie einen schönen frischen Fisch aus, notfalls auch aus der Gefriertruhe, solange er nicht manipuliert worden ist. Geeignet sind Rotbarsch, Kabeljau, Wels, Barsch, Pangasius: immer filetiert (grätenfrei) und ohne Haut.

Kochrezepte für Kinder

Gemüsenudeln

Zutaten:

400 g	Spaghetti oder Farfalle
	Salz
2 EL	Traubenzucker
2	gelbe Paprika
4	Frühlingszwiebeln
400 g	gekochte Erbsen oder Zucchini
4	Tomaten
2 EL	Olivenöl
1	Knoblauchzehe
$^1/_4$ l	Gemüsebrühe (S. 115)
2 TL	Traubenzucker
	Pfeffer
1 TL	Rosenpaprika
2 EL	Frischkäse oder Crème fraîche
1 EL	gehackte Petersilie

Nudeln sind für viele Kinder ein Lieblingsgericht. Hier aber bitte auch wie bei Kartoffeln aufpassen, nicht zu viel auf einmal! In das Salzwasser für die Nudeln geben Sie 2 EL Traubenzucker. Man schmeckt es nicht, die Nudeln sind aber dann besser verträglich.

▪ Nudeln im sprudelnden Salz-Traubenzucker-Wasser bissfest garen. Paprika schälen, würfeln und im heißen Öl bei mittlerer Hitze andünsten. Frühlingszwiebeln putzen und fein schneiden. Zusammen mit den Erbsen dazugeben. Knoblauch hacken, Tomaten heiß überbrühen, häuten und vierteln, beides dazugeben.

▪ Mit Salz, Pfeffer und Rosenpaprika würzen, dann 2 TL Traubenzucker und Gemüsebrühe dazugeben und noch mal aufkochen lassen. Frischkäse oder Crème fraîche dazugießen und noch mal durchrühren. Abschmecken und warm halten.

▪ Nudeln abgießen, unter die Gemüsesauce mischen, auf angewärmten Tellern servieren und mit reichlich Petersilie bestreuen.

Tomatensauce für den Vorrat

Ich bin immer wieder erstaunt, wenn ich höre, dass Kinder Ihre Nudeln mit Tomatenketchup essen. Das ist ungefähr das Schlimmste, was man machen kann: gleich eine doppelte Belastung von Fruktose und Sorbit. Dabei ist eine Tomatensauce schnell gemacht, die doppelte Menge kann man problemlos einfrieren.

- Zwiebel und Knoblauch hacken und zusammen mit den Gewürzen im Öl bei mittlerer Hitze andünsten. Tomatenmark und Tomaten dazugeben, mit Brühe ablöschen, umrühren. Worcester- und Sojasauce hinzufügen, abschmecken und 15 Min. köcheln. Zuletzt Crème fraîche und Traubenzucker einrühren, noch mal abschmecken und servieren.

Tipp
Ich mache immer die dreifache Menge und friere den Rest ein!

Zutaten:

1	kleine Zwiebel
1	Knoblauchzehe
	Salz, Pfeffer, Rosenpaprika
1 TL	Oregano, frisch oder getrocknet
1 EL	Olivenöl
500 g	geschälte Tomaten aus der Dose
1 EL	Tomatenmark
$^1/_4$ l	Fleischbrühe (S. 115)
1	Schuss Worcestersauce
1	Schuss Sojasauce
1 EL	Traubenzucker
1 TL	Crème fraîche

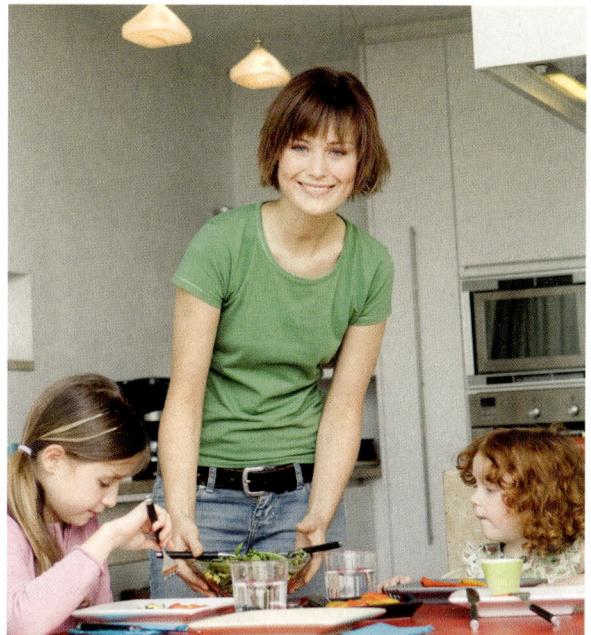

131

Kochrezepte für Kinder

Überbackene Käsekartoffeln

4	große mehlig kochende Kartoffeln
25 g	Butter
1 $^1/_2$ EL	Traubenzucker
	etwas Milch (laktosefrei)
	Salz, Pfeffer
400 g	gekochtes Gemüse: Spinat, Karotten, Erbsen (vom Vortag)
150 g	Edamer oder Gouda, gerieben

▌ Den Backofen auf 180 Grad (Umluft) vorheizen. Kartoffeln auf das Backblech geben und ca. 1 Stunde backen. Gebackene Kartoffeln halbieren und vorsichtig das Innere mit einem Löffel herausschaben.

▌ Kartoffelfleisch in eine Schüssel geben, mit Butter, Traubenzucker, Salz, Pfeffer und Milch zu einem geschmeidigen Brei rühren. Gemüse unterheben und dann die Masse wieder in die Kartoffelschalen füllen. Auf das Backblech setzen und mit reichlich Käse bestreuen. Bei 160 Grad im Backofen bräunen. Dazu gibt es einen grünen Salat.

Tipp

Wenn es schnell gehen soll, muss man in der Mikrowelle ca. 4 Min. pro Kartoffel rechnen.

Lieblingssuppen

Suppen sind etwas ganz Besonderes, auch gerade für Kinder. Manche kauen nicht gerne, viele mögen kein Gemüse, andere wollen nur Nudeln, es gibt auch welche, die möchten nur Fleisch. Andere trinken nicht gerne, und wir armen Mütter wollen für unsere Kinder nur das Beste. Wir wissen, sie brauchen Flüssigkeit, sie brauchen Vitamine und Mineralstoffe, sekundäre Pflanzenstoffe, Eiweiß, Ballaststoffe. »Aber du liebe Zeit, wie bekomme ich das alles in mein Kind rein?«

Jetzt kommt auch noch eine Kohlenhydrat-Unverträglichkeit dazu, kein Wunder dass Eltern verzweifeln. Probieren Sie es mit Suppen. Ich gebe Ihnen jetzt ein Basisrezept für eine cremige Gemüsesuppe. Sie bleibt immer die gleiche. Sie ersetzen immer nur die Zutaten z. B. Tomaten, Erbsen, Karotten/Orange, Rote Bete, Lauch/Bacon, Tomaten/Käse, Pastinaken, Kürbis, Steckrüben usw.

Eine Suppe kann schnell vorbereitet werden und kochen tut sie sich dann von selbst. Wenn Kinder von der Schule nach Hause kommen, ist die Mahlzeit schnell auf dem Tisch. Dazu gibt's vielleicht noch ein leckeres Sandwich, und alle sind glücklich. Im englischsprachigen Raum ist es durchaus üblich, mittags »Soup and Sandwich« zu essen, abends gibt es dann die Hauptmahlzeit.

Cremige Gemüsesuppe

▪ Kartoffeln und Karotten schälen und würfeln. Lauch waschen, putzen und in 3 cm große Stücke schneiden. Sellerie waschen, putzen, in Würfel schneiden. Das ganze Gemüse im Öl ungefähr 5–10 Min. im geschlossenen Topf anschwitzen, dabei den Topf samt Deckel immer wieder schwenken.

▪ Die Brühe dazugießen, Traubenzucker dazugeben und 30 Min. köcheln lassen, die Suppe mit dem Zauberstab pürieren. Wenn die Suppe zu dick ist, noch etwas mehr Brühe dazugeben, mit Milch verfeinern, umrühren und mit Salz und Pfeffer abschmecken.

Lecker:

Dazu können Sie Croutons machen: Einfach Weißbrotwürfel in etwas heißem Öl von allen Seiten goldbraun anbraten (Croutons sollten Sie niemals fertig kaufen!).

Zutaten:

5	mittelgroße Kartoffeln
4	Karotten
1–2	Stangen Lauch
250 g	tiefgekühlte Erbsen
2	Stangen Sellerie (nur wenn gewünscht und keine Allergie vorhanden ist)
	Öl
2 l	Brühe (S. 115)
2 EL	Traubenzucker
$^1/_4$ l	Milch (laktosefrei)
	Salz, Pfeffer

Kochrezepte für Kinder

Abendbrot

Da ich lange im englischsprachigen Raum gelebt habe, fiel mir auf, als ich nach Deutschland zurückkehrte, wie verbissen zum Abendbrot oder auch Frühstück an Brot und Wurst festgehalten wird. Auch in unserer Praxis waren Patienten immer wieder entsetzt, wenn man sie bat, Brot und Wurst mit etwas anderem zu ersetzen. »Weniger Brot, kein Vollkornbrot, keine Wurst, um Gottes willen, was soll ich denn dann essen?« Natürlich darf es auch mal Wurst sein. Sorbit und Laktose ist in manchen Wurstsorten enthalten, also besser nachschauen und nicht zu viel davon essen.

Käse-Kräuter-Omelette

Zutaten für 1 Person:

2 TL	Öl
2	Eier
3 EL	Milch (laktosefrei)
	Salz, Pfeffer
30 g	geriebener Emmentaler
	Kräuter, gehackt

▮ Öl in der Pfanne bei mittlerer Hitze heiß werden lassen. Die Eier verquirlen, Milch, Salz und Pfeffer dazugeben und in die heiße Pfanne geben und etwas stocken lassen. Wenn das Ei am Rande gestockt ist und in der Mitte der Pfanne noch etwas flüssig, dann den Käse und die Kräuter daraufgeben und 2 Min. warten. Das Omelett zusammenklappen und wenden.

Lecker:

Dazu schmeckt selbstgemachtes Tomatenketchup (S. 113), Knäckebrot oder 1 Scone (S. 103), Salat oder Obst.

Tipp

Andere Füllungen schmecken auch sehr lecker, z. B. Schinken oder gar etwas Süßes, probieren Sie es mal mit Omas Marmelade (S. 101), sie ist zwar etwas flüssiger, schmeckt aber so was von köstlich!

Pfannkuchenwraps für Hungrige

▪ Den Pfannkuchenteig zubereiten und 4 dünne Pfannkuchen ausbacken, zur Seite stellen. Das Fleisch in Streifen schneiden und in der Sojasauce 20 Min. marinieren, dann von allen Seiten goldgelb braten und zur Seite stellen.

▪ Joghurt mit Senf, Schnittlauch, Salz und Pfeffer verrühren und ein kleines Töpfchen geben. Salat waschen, in Streifen schneiden, die Tomate heiß überbrühen, häuten und fein würfeln. Paprika schälen und in dünne Streifen schneiden.

▪ Jeden Pfannkuchen halbieren. Mit etwas Salat, Tomatenwürfeln, Paprikastreifen und 2 Fleischstückchen belegen. Den Pfannkuchen nun von der geraden Seite ca. 2 cm nach oben schlagen und dann einfach aufwickeln und den Bacon hineinstecken.

Zutaten für 2 Personen:

2	Rezepte Pfannenkuchenteig (S. 99)
1	Hühnerbrust
1 EL	Sojasauce
	Öl
1	schnittfester Naturjoghurt (laktosefrei)
1 TL	Dijon Senf
2 TL	Schnittlauchröllchen
	Salz, Pfeffer
4	Salatblätter
1	Tomate
$^1/_2$	gelbe Paprika
4	Scheiben Bacon, knusprig gegrillt

Tipp

Als Clou für Kinder stecke ich die Wraps gerne in selbst gedrehte Papiertüten. Das sieht lustig aus, übrigens mögen das auch Erwachsene sehr gerne.

Varianten:

▪ Sie können für die Wraps anstatt Weißmehl auch Vollkornweizenmehl dazumischen (⅓ Vollkorn zu ⅔ Weißmehl).

▪ Als Füllung kann man auch andere Lebensmittel verwenden, beispielsweise gekochten Schinken, geriebenen Käse, Thunfisch, Lachs usw.

Kochrezepte für Kinder

Croquettes

Croquettes machen zwar etwas Arbeit, sind aber sehr beliebt bei Kindern. Man kann sie auch gut einfrieren. Lassen Sie Ihr Kind helfen, es ist ein riesiger Spaß!

▌ Butter bei mittlerer Hitze schmelzen lassen, die 90 g Mehl hinzufügen und rühren, bis sich ein bröckeliger Teig formt. Nach und nach Milch und Brühe dazugießen und immer weiterrühren, bis ein dicker Teig entsteht. Vom Herd nehmen, Traubenzucker, fein gehackten Schinken und Kräuter einarbeiten. Mit Salz und Pfeffer abschmecken. Den Teig ca. 2 Stunden auskühlen lassen.

▌ Aus dem Teig mithilfe von etwas Mehl ein lange Wurst rollen, notfalls den Teig teilen. Die lange Wurst in 6 cm lange Stücke schneiden und zuerst in Mehl wälzen, dann in das Ei tauchen und zum Schluss in Semmelbröseln wälzen. Auf ein Backblech legen und im Kühlschrank 30 Min. gut durchkühlen.

▌ Reichlich Öl in einer großen Pfanne oder Friteuse erhitzen. Den Brottest machen: einen Brotwürfel in das Öl geben, dieser sollte innerhalb von 20 Sekunden bräunen. Die Croquettes portionsweise 3–4 Min. frittieren, dabei wenden, bis sie gleichmäßig gebräunt sind. Auf Küchenkrepp abtropfen lassen und im Ofen warm stellen.

Lecker:
Dazu passt ein kleiner Salat, Tomatenketchup (S. 113) und Sauce Tatare (S. 111).

Pizza-Ciabatta

▮ Ofen auf 160 Grad (Umluft) vorheizen. Tomaten häuten, entkernen und fein würfeln. Die Brotscheiben auf ein Backblech legen und mit Olivenöl beträufeln. Knoblauch, Kräuter, Traubenzucker und Tomaten mischen, mit Salz und Pfeffer abschmecken und auf den Broten verteilen.

▮ Mit Schinken oder Salami belegen und mit reichlich Käse bestreuen. Im Ofen knusprig braun backen.

Tipp

Wenn Ihr Kind keine stückigen Tomaten mag, dann die Tomaten kurz mit dem Zauberstab pürieren, überschüssige Flüssigkeit vorsichtig abgießen.

INFO

Kein Industrietoast verwenden

Bitte verwenden Sie nicht die massenproduzierten industriellen Toastbrote oder dergleichen. Brot besteht aus Mehl, Wasser und Treibmittel als Basis, das ist gutes Brot und dies gibt es beim handwerklichen Bäcker.

Zutaten:

1–2	Tomaten, geschält
4	dicke Scheiben Ciabattabrot
4 TL	Olivenöl
1 TL	Knoblauch (nur wer mag)
1 TL	Traubenzucker
	Salz, Pfeffer
	Kräuter (Oregano, Basilikum oder Petersilie)
2	Scheiben roher oder gekochter Schinken, in Streifen geschnitten oder 4 Scheiben Salami
100 g	geriebener Käse (Edamer, Gouda, Mozzarella)

Kochrezepte für Kinder

Kartoffelwaffeln

Zutaten:

800 g	gekochte Kartoffeln (vom Vortag)
1 EL	Schnittlauchröllchen
4	Eier
1	Päckchen Backpulver
240 g	Mehl
300 ml	Milch (laktosefrei)
	Salz
2 TL	Traubenzucker

▌ Die Kartoffeln stampfen und mit den anderen Zutaten zu einem Teig verrühren und diesen etwa 20 Min. ruhen lassen. In einem Waffeleisen bei mittlerer Temperatur nach und nach Waffeln goldbraun backen. Die Waffeln schmecken warm am besten.

Lecker:

Mit Kräuterquark, Spiegelei, Bacon oder Quittenkompott (S. 144), Beerenkompott (S. 144).

Kartoffel-Gemüse-Brei

Zutaten:

1 kg	Kartoffeln
500 g	frisches Gemüse (Karotten, Erbsen, Pastinaken, Steckrüben, Brokkoli, Blumenkohl)
30 g	Butter oder Olivenöl
$1/_4$ l	Milch (laktosefrei)
2 EL	Traubenzucker
	Salz, Pfeffer
1 EL	Petersilie, fein gehackt

Kinder, die nicht gerne Gemüse essen, mögen es oft in dieser Form. Den Kartoffelgemüsebrei kann man als einzelne Mahlzeit machen oder auch als Beilage zu einem Hauptgericht anbieten.

▌ Kartoffeln und Gemüse schälen bzw. putzen und in mundgerechte Stücke schneiden. Im Salz-Traubenzucker-Wasser ca. 20 Min. garen. Wasser abgießen und alles stampfen. Butter und Milch dazugeben und zu einem Brei rühren. Die Petersilie untermischen und mit Salz und Pfeffer abschmecken.

Tipp

Eine Portion Kartoffelgemüsebrei auf dem Teller wie einen kleinen Berg anrichten, dazu gibt es ein Spiegelei, das oben auf den kleinen Berg gesetzt wird oder 2–3 kleine gegrillte Nürnberger Bratwürstchen, die einfach in den Berg gesteckt werden.

Desserts und Süßspeisen

Beerenjoghurt

▌ Beeren, Traubenzucker und Joghurt mischen, abschmecken und mit gerösteten Mandeln bestreuen.

Varianten:

▌ Joghurt mit Bananen, Mandarinen, Pfirsichen und Aprikosen mischen und mit geriebener Zitronenschale verfeinern.

▌ Anstatt der gerösteten Mandelblättchen kann man auch andere Nüsse nehmen, gehackte Haselnüsse oder Walnüsse. Kleine Mengen Nüsse sind erlaubt. Ich röste Nüsse und Mandeln immer auf dem Backblech im Ofen bei 160 Grad Umluft und wende diese von Zeit zu Zeit.

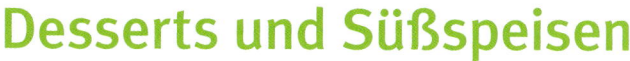

Manchmal mögen Kinder die Fruchtstückchen nicht, pürieren Sie die Früchte und lassen Sie Ihr Kind seine Lieblingsfrüchte wählen.

Zutaten:

500 ml	Naturjoghurt (laktosefrei)
1–2 EL	Traubenzucker je nach Geschmack
250 g	frische oder gefrorene (aufgetaute) Himbeeren, Erdbeeren oder gemischte Beeren
1 EL	geröstete Mandelblättchen

Kochrezepte für Kinder

Mini-Meringues

Zutaten:

2 Eiweiß
4 gehäufte EL feiner Zucker

▮ Eiweiß in eine Schüssel geben und mit dem Rührgerät steif schlagen, bis kleine Zipfel entstehen. Den Zucker dazugeben und wieder mit dem Rührgerät auf oberster Stufe schlagen, bis die Masse steif wird und glänzt.

▮ Den Ofen auf 120 Grad Umluft vorwärmen, ein Backblech mit Alufolie komplett auslegen – die stumpfe Seite der Alufolie nach oben. Mit Teelöffeln nun kleine Häufchen auf das Backblech geben, bis die Masse aufgebraucht ist. Im Ofen 1 ½ bis 2 Stunden austrocknen lassen. Test: Eine Meringue vom Papier abziehen, wenn das nicht möglich ist, noch ein wenig im Ofen lassen.

Lecker:

▮ 2 Meringues mit Schlagsahne zusammensetzen und mit Schokoladensauce übergießen.
▮ mit frischen Früchten z.B. Erdbeeren, Himbeeren, Pfirsichen, Kiwis etc. und etwas Traubenzucker mischen, dazu gibt es Sahne.
▮ Eis schmeckt auch sehr gut dazu, fragen Sie Ihr Kind, was es gerne dazu hätte.

Tipp

Für den Kindergeburtstag die Meringues mit Sahne zu einer Pyramide auftürmen und mit Schokosauce (S. 141) beträufeln. Um diese Pyramide einen Kranz aus selbstgemachten Eiskugeln (S. 141) legen und mit Früchten der Saison dekorieren.

Einfache Schokosauce

■ Schokolade in kleine Stückchen brechen und mit dem Wasser bei mittlerer Hitze und unter ständigem Rühren schmelzen. Je nach Geschmack noch mit etwas mehr Wasser verdünnen.

Zutaten:

100 g	dunkle Schokolade
125 ml	Wasser

Tipp

Um sicherzugehen, dass die Schokolade nicht gerinnt, kann man diese auch im Wasserbad schmelzen. Aber auf keinen Fall kochen lassen. Für diejenigen, die es feiner mögen, kann man auch Sahne anstatt Wasser verwenden.

Schnelles Joghurt-Vanilleeis

■ Sahne in einem Topf erhitzen und kurz vor dem Siedepunkt von dem Herd nehmen. Eier, Vanillezucker und Zucker mit dem Rührgerät cremig aufschlagen, die warme Sahne dazugeben und noch mal gut aufschlagen bis der Zucker geschmolzen ist.

Zutaten:

100 ml	Sahne (laktosefrei)
2	Eier
150 g	Feinzucker
1 EL	Vanillezucker
500 g	stichfester Natur-joghurt (laktosefrei)

■ Abkühlen lassen, den Joghurt dazugeben und in einer Eismaschine gefrieren lassen.

Tipp

Wenn Sie keine Eismaschine haben, können Sie auch beim Italiener Eis auf Vorrat kaufen, das ist jedenfalls besser als die manipulierten Sorten aus dem Supermarkt. Fragen Sie nach – es gibt mittlerweile auch laktosefreies Eis.

Kochrezepte für Kinder

Varianten:

■ Mit 1–2 EL Kakaopulver hat man gleich ein leckeres Schokoladeneis.

■ Pürierte Beeren oder Banane schmecken auch wunderbar – Sie benötigen etwa 250 g Obst. Beliebig können Sie es auch mit gerösteten gemahlenen Nüssen verfeinern.

Tipp

Eine Portion Eiscreme zwischen 2 Lieblingskekse packen und fertig ist das Eiscreme-Sandwich.

Schokoladensorbet

Zutaten:

60 g Kakaopulver
150 g brauner Zucker
480 ml Wasser

■ Kakaopulver in einen kleinen Topf sieben, Zucker und etwas Wasser dazugeben und zu einer Paste rühren. Das restliche Wasser dazugeben und umrühren, bis es glatt ist.

■ Die Mischung bei mittlerer Hitze zum Kochen bringen und ca. 5 Min. unter Rühren sanft köcheln lassen. Abkühlen lassen. Die Masse in eine Eismaschine füllen und gefrieren lassen.

Bread and Butter Pudding

■ Den Backofen auf 180 Grad vorwärmen. Eine ofenfeste Form ca. (20 × 25 cm) dünn mit Butter einfetten. Die Brotscheiben mit Butter bestreichen und vierteln. Die Hälfte der Stücke überlappend in die Form legen. Die Trauben waschen und die Hälfte darauf verteilen. Mit 1 EL Traubenzucker bestäuben.

■ Mit dem restlichen Brot und den Trauben bedecken und wieder mit Traubenzucker bestäuben. Milch, Eier, Zitronenschale und den Zucker aufschlagen und über das Brot gießen. 15 Min. ruhen lassen, dann mit dem braunen Zucker bestreuen.

■ Auf der mittleren Schiene 30–40 Min. backen, bis der Auflauf golden und knusprig und die Eiermilch gestockt ist. Aus dem Ofen nehmen und mit Puderzucker bestäuben.

Varianten:

■ Den Pudding ohne Weintrauben zubereiten, und anstatt Weintrauben verwenden Sie 50 g gehackte Haselnüsse. Zusammen mit Beerenkompott (S. 144) servieren.

■ Kirschen oder Rhabarber sind sehr günstig im Verhältnis Fruktose zu Glukose – insbesondere Sauerkirschen, auch die passen prima zum Pudding, dazu gibt's Vanillesauce.

Zutaten für 4–6 Personen:

6	dicke Scheiben Weißbrot
80 g	weiche Butter
250 g	Weintrauben
2 EL	Traubenzucker
400 ml	Milch (laktosefrei)
4	große Eier
	abgeriebene Schale 1 unbehandelten Zitrone
50 g	feiner Zucker
1 EL	brauner Zucker Puderzucker

Kochrezepte für Kinder

Beerenkompott

250 g	Himbeeren
250 g	Blaubeeren
225 g	Brombeeren (unge-süßte TK-Beerenmischung)
100 g	Feinzucker
2 EL	Traubenzucker
100 ml	Wasser

▪ Wasser mit dem Zucker aufkochen lassen, Hitze reduzieren, die Beeren dazugeben und noch 5 Min. köcheln lassen. Vorsichtig umrühren, in eine Schale geben und kalt werden lassen.

Lecker:

Zu Pfannkuchen, mit stichfestem Naturjoghurt, Waffeln, selbstgemachtem Vanillepudding und Eis.

Quittenkompott

Zutaten:

$^1/_2$ l	Wasser
175 g	Zucker
1 kg	Quitten
	Saft von 1 Zitrone
2 EL	Traubenzucker

▪ Wasser mit dem Zucker aufkochen. Quitten schälen, vierteln, entkernen und in fingerdicke Scheiben schneiden. Quitten und Zitronensaft zum Sirup geben und 30 Min. köcheln lassen (manchmal dauert es auch etwas länger). In einer Schüssel abkühlen lassen.

Schnelles Fruchtgelee

Zutaten:

1	Päckchen gemahlene Gelatine
500 ml	Fruchtsaft, z. B. frischer Orangensaft, Kirschsaft, schwarzer Johannisbeersaft, Traubensaft usw.
2 EL	Traubenzucker

▪ Die Gelatine mit 6 EL Saft anrühren und 5 Min. quellen lassen. Gelatine unter ständigem Rühren im Wasserbad erwärmen, bis sie vollständig gelöst ist.

▪ 5–6 EL kalten Saft mit dem Schneebesen unter die Gelatine rühren, dann erst den restlichen Saft und den Traubenzucker dazugeben, gut durchrühren, in Gläschen füllen und im Kühlschrank erkalten lassen.

Beerentarte

▍ Das Beerenkompott zubereiten. Für den Teig das Mehl mit der in Stücken geschnittenen Butter mit den Fingerspitzen fein krümelig reiben. Zitronenschale, die Nüsse, das Eigelb, 3 EL Milch und den Zucker dazugeben und zu einem Teig kneten. Auf einem leicht bemehlten Brett gut durchkneten. Teig in Folie gewickelt 30 Min. im Kühlschrank ruhen lassen.

▍ Eine flache Tarteform (⌀ 20 cm) einfetten. ⅔ des Teiges 5 mm dick ausrollen und die Form damit auslegen, dabei einen kleinen Rand formen. Das Beerenkompott auf dem Teig verteilen, die Ränder mit etwas Wasser bestreichen. Den restlichen Teig ausrollen, auf den Kuchen geben und den Teigrand zusammendrücken.

▍ Den Kuchen in der Mitte 2-mal einschneiden. Aus den Teigresten kleine Blätter formen und den Kuchen damit dekorieren. Mit 1 EL Milch bestreichen und im Ofen ca. 40 Min. bei 160 Grad backen. Anschließend mit Puderzucker bestäuben.

Lecker:

Mit Schlagsahne oder Vanillesauce.

Zutaten für den Belag:

1	Rezept Beeren-kompott (S. 144)

Zutaten für den Teig:

225 g	Mehl
100 g	kalte Butter
	abgeriebene Schale von 1 Zitrone
25 g	gemahlene Hasel-nüsse
1	Eigelb
4 EL	Milch (laktosefrei)
50 g	Zucker
2 EL	Puderzucker zum Bestäuben

Kochrezepte für Kinder

Knusprige Schokobissen

Zutaten für ca. 16 Stück

Helle Schicht:

50 g	Butter
1 EL	Ahornsirup
150 g	weiße Schokolade in Stücken (Laktosemenge pro Stück ist unerheblich)
50 g	Puffreis

Dunkle Schicht:

50 g	Butter
2 EL	Ahornsirup
125 g	dunkle Schokolade in Stücken
75 g	Puffreis

▎ Eine quadratische Form (20 cm) einfetten oder mit Backpapier auslegen. Für die helle Schicht Butter, Sirup und weiße, in Stücke geschnittene Schokolade vorsichtig schmelzen. Schüssel aus dem Wasserbad nehmen und den Puffreis dazugeben, gut umrühren und dann gleichmäßig in die Backform verteilen. Fest werden lassen.

▎ Für die dunkle Schicht das Ganze wiederholen nur mit der dunklen Schokolade. Diese Schicht auf die helle gleichmäßig verteilen und im Kühlschrank fest werden lassen. Aus der Form heben und in Quadrate schneiden. Hält sich bis zu 4 Tagen in Folie eingewickelt im Kühlschrank.

Varianten:

▎ In die weiße Schicht 20 g geröstete, gehackte Nüsse unterheben.

Literaturverzeichnis

Die Kalorienlüge:
Über die unheimlichen Dickmacher
aus dem Supermarkt
Hans-Ulrich Grimm
Dr. Watson Books, 2009

Die Ernährungslüge:
Wie uns die Lebensmittelindustrie
um den Verstand bringt
Hans-Ulrich Grimm
Droemer/Knaur, 2003

Functional Food
– 99 verblüffende Tatsachen
Annette Sabersky
TRIAS, 2008

**Die Wahrheit über Käpt'n Iglo und die
Fruchtzwerge:**
Was die Industrie unseren Kindern
auftischt
Annette Sabersky, Hans-Ulrich Grimm
Droemer/Knaur

**Syndrom X oder Ein Mammut
auf den Teller!**
Nicolai Worm
Hallwag Verlag, 2000

**Clever einkaufen Fruchtzwerge,
Milchschnitte & Co:**
Über 800 Produkte im Test! Wie Sie Ihr Kind
gesund ernähren, ohne alles zu verbieten
Karin Hofele
TRIAS, 2009

Richtig einkaufen bei Fructose-Intoleranz:
Für Sie bewertet: Über 1100 Fertigprodukte
und Lebensmittel
Thilo Schleip
TRIAS, 2008

Wegweiser Nahrungsmittel-Intoleranzen:
Wie Sie Ihre Unverträglichkeiten erkennen
und gut damit leben
Maximilian Ledochowski
TRIAS, 2009

**Köstlich essen: Fruktose, Laktose & Sorbit
vermeiden:**
Über 90 Rezepte: Unbeschwert genießen
trotz mehrerer Unverträglichkeiten
Christiane Schäfer, Anne Kamp
TRIAS, 2009

Her mit dem Gemüse, Mama!
6 einfache Strategien, wie Ihr Kind Obst
und Gemüse lieben lernt
Susanne Klug
TRIAS, 2008

Empfehlungen für die Ernährung von Klein-
und Schulkindern
Forschungsinstitut für Kinderernährung
Dortmund
Heinstück 11
44225 Dortmund
Tel. (02 31) 7 92 21 00
www.fke-do.de

Anhang

Stichwortverzeichnis

Anhang

Impressum

Liebe Leserin, lieber Leser,
hat Ihnen dieses Buch weitergeholfen? Für Anregungen, Kritik, aber auch für Lob sind wir offen. So können wir in Zukunft noch besser auf Ihre Wünsche eingehen. Schreiben Sie uns, denn Ihre Meinung zählt!

Ihr Trias Verlag

E-Mail Leserservice:
heike.schmid@medizinverlage.de

Adresse:
Lektorat TRIAS Verlag, Postfach 30 05 04,
70445 Stuttgart, Fax: 0711-8931-748

Bibliografische Information
der Deutschen Nationalbibliothek
Die Deutsche Nationalbibliothek verzeichnet diese Publikation in der Deutschen Nationalbibliografie; detaillierte bibliografische Daten sind im Internet über http://dnb.d-nb.de abrufbar.

Programmplanung: Sibylle Duelli
Redaktion: Anja Fleischhauer
Bildredaktion: Anja Fleischhauer, Christoph Frick

Umschlaggestaltung und Layout:
Cyclus · Visuelle Kommunikation, Stuttgart

Bildnachweis:
Umschlagfoto: Corbis
Fotos im Innenteil: Corbis: S. 3; Image Source: S. 7, 91, 94, 106, 131; Photo Alto: S. 4, 5, 10, 26, 58; Westend61/f1: S. 6, 66

Zeichnungen: Gabriele Povel-Heinecke © Healinks: S. 13, 14, 15, 16, 17, 18, 19, 20, 21, 33, 34, 61, 63; Susanne Tischewski: S. 29, 32, 35, 36, 37, 39, 41, 43, 68, 75, 78

© 2010 TRIAS Verlag in
MVS Medizinverlage Stuttgart GmbH & Co. KG
Oswald-Hesse-Straße 50, 70469 Stuttgart

Printed in Germany

Satz: Fotosatz Buck, 84036 Kumhausen
gesetzt in: InDesign CS3
Druck: AZ Druck und Datentechnik GmbH,
87437 Kempten

Gedruckt auf chlorfrei gebleichtem Papier

ISBN 978-3-8304-3528-0   1 2 3 4 5 6